A PROPOS DE QUELQUES FAITS

DE

PARALYSIES DES NOUVEAU-NÉS

PAR

Le Docteur Albert ROULLAND

Ancien interne des hôpitaux de Paris
Ancien interne de la Maternité de Cochin
et de l'hospice des Enfants-Assistés
Médaille de bronze de l'Assistance publique

PARIS

G. STEINHEIL, ÉDITEUR

2, RUE CASIMIR-DELAVIGNE, 2

1887

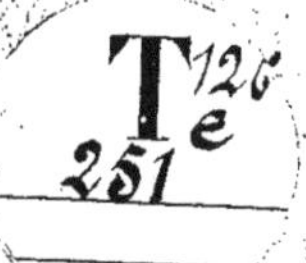

A PROPOS DE QUELQUES FAITS

DE

PARALYSIES DES NOUVEAU-NÉS

IMPRIMERIE LEMALE ET Cie, HAVRE

A PROPOS DE QUELQUES FAITS

DE

PARALYSIES DES NOUVEAU-NÉS

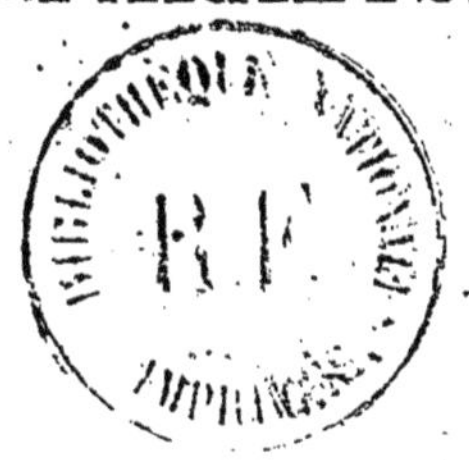

PAR

Le Docteur Albert ROULLAND

Ancien interne des hôpitaux de Paris
Ancien interne de la Maternité de Cochin
et de l'hospice des Enfants-Assistés
Médaille de bronze de l'Assistance publique

PARIS

G. STEINHEIL, ÉDITEUR

2, RUE CASIMIR-DELAVIGNE, 2

1887

A MON PÈRE

LE DOCTEUR CH. ROULLAND

S'il est une tâche agréable que l'usage nous invite à remplir, c'est assurément d'exprimer, en tête de ce travail inaugural, les remerciements que méritent si bien ceux qui ont été nos maîtres dans les hôpitaux. Leurs conseils et leur bienveillance nous ont encouragé dans nos études, c'est à leurs paroles, c'est à leurs leçons que nous sommes redevable de ce que nous avons appris.

Les différents services où nous avons vécu d'abord comme externe, puis en qualité d'interne, ont été des sources précieuses d'instruction; et des divers éléments mis à notre portée, nous avons cherché à nous faire une expérience personnelle.

Le vaste service chirurgical de Cochin nous a montré un grand nombre de cas intéressants dans lesquels l'expérience clinique de notre excellent maître Th. Anger nous a été fort souvent utile. Mais que devient aujourd'hui la chirurgie sans l'antisepsie? En toute circonstance nous nous sommes rappelé les principes que notre cher maître, M. Nicaise, n'avait cessé de nous inculquer; on connaît sa compétence en pareille matière.

Ces principes, nous les avons retrouvés joints à une grande habileté opératoire chez notre si sympathique chef de service à la Maternité de Cochin, M. le Dr Bouilly, agrégé à la Faculté de médecine, chirurgien adjoint à la Maternité de Paris. Dans son enseignement nous avons appris toute la valeur de l'intervention chirurgicale telle que les progrès des dernières années l'ont faite dans la gynécologie, cette partie si essentielle de la pathologie féminine. C'était pour nous le complément des leçons toujours si profitables de notre regretté maître Gallard.

L'obstétrique est unie par des liens trop étroits à la gynécologie pour n'y avoir pas consacré tous nos soins, et nous remercions M. Auvard, accoucheur des hôpitaux, d'avoir mis à notre disposition la variété de ses connaissances et l'affabilité de ses entretiens.

La pathologie infantile possédait pour nous un attrait tout particulier. L'hygiène si délicate des tout jeunes enfants, leurs maladies diathésiques, les affections si variées qui peuvent les atteindre nous paraissaient des points de première utilité pour le praticien. Nous avons trouvé à l'hospice des Enfants-Assistés des ressources nombreuses, spéciales à cet établissement; notre cher maître M. Sevestre a su nous en montrer la valeur et nous lui sommes reconnaissant de la bienveillance qu'il n'a pas cessé de nous témoigner.

Adressons enfin l'expression de notre profonde gratitude à M. Quinquaud, agrégé à la Faculté, médecin de l'hôpital St-Louis; à M. de Beurmann, médecin des hôpitaux ; à notre vénéré maître M. Féréol, médecin de l'hôpital de la Charité, membre de l'Académie de médecine.

Ces maîtres nous ont toujours encouragé par leur exemple, instruit par leurs leçons; ils nous ont fait connaître dans la pathologie générale et spéciale les difficultés cliniques à aborder et les moyens propres à les combattre; ils nous ont accordé une confiance qui nous rend fier d'avoir été leur élève.

A PROPOS DE QUELQUES FAITS

DE

PARALYSIES DES NOUVEAU-NÉS

INTRODUCTION

Un intérêt tout particulier s'attache aux phénomènes morbides que peut présenter le nouveau-né, chez lequel l'acte de l'accouchement amène toujours et subitement un changement considérable dans le mode d'existence. La circulation modifiée dans son intensité et dans son parcours, la respiration pulmonaire qui se crée, les réactions plus vives et plus nombreuses du système nerveux déterminent des actes vitaux qu'on s'est plu à pénétrer et à enregistrer. Mais les connaissances acquises sur ces sujets sont loin d'être égales entre elles. La science est moins avancée en ce qui regarde le système nerveux de l'enfant nouveau-né qu'en ce qui concerne la plupart des autres systèmes et, par suite, des autres fonctions du jeune être. Comment en serait-il autrement? Dans son évolution, tout l'axe cérébro-rachidien, le cerveau surtout, est devancé à grands pas par les autres organes. Formé d'une substance molle que divise à peine quelques sillons, l'encéphale cède facilement aux pressions du dehors, sa substance corticale à peine constituée ne semble pas posséder encore d'une manière nette ces zones motrices dont la pathologie de l'adulte vient nous démontrer chaque jour l'existence.

Aussi, que d'indécision, que de vague dans des troubles nerveux tels que convulsions, coma et même paralysies limitées ou généralisées, quand on cherche à en préciser le point de départ et le mode de production.

La plupart du temps, ces accidents arrivent après un travail long et difficile ; l'enfant a souffert ; il naît en état de mort apparente. Si on le ranime, il présente des convulsions, quelquefois des paralysies dont il peut guérir. S'il meurt, on trouve presque toujours à l'autopsie des signes d'hémorrhagie intracrânienne et intrarachidienne ; le plus souvent il s'agit d'hémorrhagies méningées, quelquefois d'hémorrhagies de la substance nerveuse.

Mais à côté des lésions qui atteignent les centres, il en est d'autres qui ne touchent que le système nerveux périphérique. Aussi intéressants que les premiers, d'une importance plus considérable, parce que l'enfant vit avec les phénomènes que ces lésions comportent, et que les indications thérapeutiques se présentent avec une netteté absolue, ces troubles moteurs sont d'un haut enseignement et pour l'accoucheur qui peut les voir se produire malgré l'expérience la plus consommée, et pour le médecin qui doit, autant que possible, reconnaître leur cause, leurs signes et savoir instituer un traitement immédiat.

Enfin il est une troisième classe de paralysies que peut présenter le nouveau-né : celle des paralysies dites *congénitales*, dont la cause est si obscure. Contractées *in utero*, leur origine réside souvent dans un défaut de développement du centre nerveux correspondant au groupe musculaire atteint, ou dans une destruction nerveuse due à une hémorrhagie spontanée ou à un traumatisme éprouvé à travers la paroi abdominale maternelle.

Tel est le triple aspect sous lequel on pourrait envisager la paralysie chez le nouveau-né et faire en quelque sorte la séméiologie de la paralysie qu'on observe au moment de la naissance. Des travaux récents sur les hémorrhagies pendant le travail, ont cherché à élucider une partie de la question et à tirer quelques conclusions, tant au point de vue clinique qu'au point de vue médico-légal.

Des études personnelles que nous avions entreprises sur ce sujet ne sont pas assez avancées et ne nous ont pas donné des résultats assez satisfaisants pour pouvoir les consigner dans ce mémoire.

Aussi, serons-nous plus modeste et, mettant à profit quelques cas intéressants que nous avons observés à la Maternité de Cochin, bornerons-nous notre étude à celle des paralysies dites *obstétricales*.

Qu'on nous permette de nous arrêter sur cette expression et d'en définir les termes.

C'est Duchenne, de Boulogne, qui l'a créée en l'appliquant à la paralysie du membre supérieur paraissant résulter de certaines manœuvres nécessitées par la marche même de l'accouchement. Mais ces paralysies, pour être de beaucoup les plus fréquentes, ne sont pas les seules qui s'offrent à notre étude. Il est des cas où l'accouchement s'est fait sans intervention aucune, et cependant l'enfant est paralysé de son bras, comme dans les conditions précédentes. Toute *spontanée* qu'elle est, cette paralysie n'en est pas moins obstétricale, car elle est directement en rapport avec la mécanique de l'accouchement; et nous verrons que dans les deux circonstances, le mode de production de la paralysie est presque toujours identique.

On observe des troubles moteurs de même ordre à la

face. Par exemple, l'hémiplégie faciale due à l'application du forceps est, au premier chef, une paralysie obstétricale; de même, l'hémiplégie faciale spontanée.

Si des phénomènes analogues se montrent au membre inférieur dans des conditions analogues, ils méritent la même dénomination.

Nous allons donc passer en revue, sous le nom de *paralysies obstétricales*, toutes les akinésies motrices observées chez le nouveau-né aussitôt après sa naissance ou dans les premiers jours qui suivent celle-ci, et directement imputables au travail mécanique de l'accouchement.

Ces paralysies peuvent atteindre séparément la face, les membres supérieurs ou les membres inférieurs. C'est dans cet ordre que nous les étudierons.

Elles peuvent quelquefois affecter des formes plus rares, telles que hémiplégie, hémiplégie alterne; nous en dirons un mot.

PREMIÈRE PARTIE

PARALYSIES FACIALES DES NOUVEAU-NÉS

PARALYSIE DE LA TROISIÈME PAIRE

PARALYSIES FACIALES

CHAPITRE PREMIER

Historique. — Fréquence de l'hémiplégie faciale due à une application de forceps. — Rareté de l'hémiplégie spontanée.

De toutes les paralysies obstétricales du nouveau-né, l'hémiplégie faciale est, sans contredit, la plus fréquente. Aussi fut-elle la première remarquée et la plus souvent notée. Sa connaissance toutefois ne remonte pas bien loin dans l'histoire de l'obstétrique, et c'est en vain qu'on en chercherait la mention dans les auteurs du siècle dernier.

Au commencement du nôtre, quelques auteurs allemands, surtout Kilian, prêtaient une attention particulière à cet accident; on acceptait leurs travaux en Angleterre et en France. Mais tous les accoucheurs attribuaient la paralysie à une cause toujours la même : la compression du cerveau par le forceps.

Cette idée régnait en maîtresse dans les écoles jusqu'au jour où Dubois démontra dans ses cours que l'hémiplégie faciale était due, non à la compression du cerveau, mais à la compression du nerf facial après son émergence du crâne, soit au niveau du trou stylo-mastoïdien, soit plus en avant au-dessous de l'oreille, en pleine région parotidienne. Il s'agissait donc d'une paralysie périphérique.

L'analyse des cas nombreux étudiés depuis n'a fait que confirmer cette opinion.

Cette belle acquisition étiologique était consacrée en 1839 par la thèse magistrale de Landouzy, à laquelle personne n'a rien ajouté. Description clinique complète, mécanisme du traumatisme, rien n'y manque et ceux qui, depuis, ont abordé le même sujet, se sont fait un devoir de reproduire les pages mêmes de cet auteur.

Aussi n'aborderons-nous aucunement cette partie de la question, qui nous paraît élucidée et tranchée.

Mais l'application du forceps est-elle seule capable de produire une hémiplégie faciale? Ne peut-on l'observer qu'après une intervention? De plus, lors même qu'il y a eu application de l'instrument, la paralysie que présente le nouveau-né est-elle toujours imputable à l'action de celui-ci?

Ils ne l'ont pas affirmé, ceux mêmes qui se sont le plus étudiés à décrire la paralysie instrumentale, et Landouzy écrit à la page 23 de sa thèse : « Quoique je ne connaisse dans la science aucun exemple d'hémiplégie faciale chez l'enfant nouveau-né en dehors de la cause que j'ai signalée (forceps), néanmoins on comprend que toute autre cause analogue puisse la produire : ainsi une tumeur anormale développée dans le bassin, une viciation des os coxaux, une compression violente, locale, pendant le travail...

« Je ne prétends pas même que dans tous les cas d'hémiplégie faciale paraissant aussitôt la naissance chez un enfant extrait par le forceps, on doive nécessairement rapporter la lésion fonctionnelle à une lésion produite par l'instrument; l'analyse exacte de tous les phénomènes peut seule éclairer le chirurgien à ce sujet. »

C'est à cette variété qu'on a donné le nom de paralysie *spontanée*, dénomination impropre, d'ailleurs, puisque dans tous les cas il y a eu forte compression et par suite traumatisme.

Nous la conserverons toutefois, puisqu'elle est consacrée par l'usage et qu'elle est comprise de tous. Ces paralysies spontanées sont les seules que nous voulions étudier ici.

Leur fréquence est beaucoup moindre que celle des paralysies provoquées, et cela dans une proportion qu'il nous est impossible d'évaluer au juste.

Landouzy, ainsi qu'on a pu le voir, n'en avait observé aucun cas. Les auteurs qui l'ont suivi se sont contentés de reproduire ses paroles et les traités d'accouchement les plus récents en font à peine mention, quand ils songent à en parler.

La littérature médicale en compte pourtant des cas épars, et Kennedy paraît avoir publié le premier dans un mémoire auquel nous ferons quelques emprunts (1).

Par un fait nouveau, le professeur Depaul inspirait la thèse de Nadaud (2).

Depuis, une observation de Labat a été insérée incidemment dans son travail inaugural.

Nous y ajouterons deux observations personnelles prises dans le service de M. Bouilly, à la Maternité de Cochin ; et une troisième que M. Budin, professeur agrégé à la Faculté, accoucheur à l'hôpital de la Charité, a bien voulu mettre à notre disposition avec une obligeance dont nous le remercions vivement.

(1) Kennedy. *Observations on cerebral and spinal apoplexy*, etc. Dublin journal, 1836.

(2) Nadaud. *Thèse de Paris*, 1872.

CHAPITRE DEUXIEME

A. — **Signes de la paralysie faciale. — Les observations obligent à reconnaître deux variétés de paralysie : périphérique et centrale.**

B. — **PARALYSIE PÉRIPHÉRIQUE. — Compression exercée par le promontoire, par l'ischion, par le pubis, par une tumeur. — La paralysie peut être partielle.**

Signes de la paralysie faciale. — Nous ne voulons pas, nous l'avons déjà dit, nous appesentir sur ce point. Il convient pourtant de rappeler en quelques lignes les traits qui caractérisent l'affection.

Au repos, une seule chose frappe l'observateur : un œil reste ouvert alors que l'autre est fermé. Ce dernier vient-il à s'ouvrir, le premier paraît plus large que lui. Si l'enfant est tranquille, le visage peut ne présenter rien d'anormal, parce que, à cet âge, les muscles sont peu développés et que l'expression fait défaut. Mais le bébé se met-il à crier, la scène change. Tout le côté paralysé se présente de face, est attiré par les muscles du côté sain. La langue, ni la luette ne sont déviées. En général l'acte de la succion n'est pas gêné ou très peu et les enfants tettent assez facilement.

Tel est le tableau rapide d'une paralysie totale ainsi que la produit l'application du forceps, ainsi qu'elle résulte, nous le verrons bientôt, de la compression directe du bassin sur le facial.

Mais ce tableau n'est pas toujours aussi complet et la paralysie de l'orbiculaire palpébral peut manquer. Ce phénomène, qui n'était pas interprété jadis, est regardé aujourd'hui comme caractéristique d'une lésion corticale.

C'est là un fait acquis, malgré quelques opinions discordantes sur lesquelles nous reviendrons.

La paralysie peut être périphérique ou centrale. — Or, s'il existe des observations montrant la possibilité de l'hémiplégie faciale spontanée périphérique, nous en possédons une qui prouve l'existence de l'hémiplégie spontanée corticale. Les faits de cet ordre étant très rares, nous en avons rapproché un cas d'hémiplégie corticale due à une fracture du crâne. Ces deux exemples s'appuient mutuellement et se servent de preuve réciproque.

Il résulte de là qu'il faut étudier séparément ces deux variétés de paralysie : périphérique, corticale ; elles ne sauraient présenter les mêmes considérations au point de vue de leur mécanisme.

PARALYSIE PÉRIPHÉRIQUE

Dans l'accouchement, même le plus normal, la tête fœtale subit, en traversant la filière pelvienne, des modifications de forme lui permettant de s'accommoder à l'espace qu'elle parcourt. Ces changements de diamètre sont aujourd'hui bien connus, et les travaux de Budin, pour ne citer que ceux-là, en ont fixé les données.

Mais nous ne trouvons pas là d'éléments capables de nous montrer d'une façon nette comment une compression peut s'exercer au niveau du facial. La chose pourtant existe et nous rapportons deux observations dans lesquelles le bassin était parfaitement normal.

Le mécanisme paraît plus aisé à comprendre lorsqu'il s'agit d'un bassin rétréci, et c'est par là que nous allons commencer.

Parties du fœtus comprimées. — Précisons d'abord les points de la face qui doivent être contus pour qu'il y ait paralysie. En effet, s'il n'est pas indispensable que le nerf soit comprimé immédiatement après son émergence du trou stylo-mastoïdien, ce qui nous paraît presque impossible dans une présentation franche du sommet, au moins faut-il que le traumatisme porte sur un lieu qui comprenne encore à peu près tous les rameaux périphériques du tronc nerveux.

Or, les plus importants viennent de la branche supérieure ou temporo-faciale. Celle-ci, logée dans l'épaisseur de la parotide, croise le col du condyle de la mâchoire en décrivant une courbe à concavité supérieure. Elle se divise alors en quelques branches secondaires qui s'anastomosent entre elles pour former, à la partie postérieure de la face externe du muscle masséter, le plexus sous-parotidien d'où émanent tous les rameaux terminaux.

Quant à la branche inférieure ou cervico-faciale, également comprise dans la parotide, elle se dirige en bas et en avant vers l'angle de la mâchoire.

On voit donc qu'il y a un point d'élection, favorable à la production de la paralysie, c'est la région située en avant du lobule de l'oreille. Là on trouve un plan résistant, le maxillaire, qui supporte un muscle et le plexus nerveux; la compression en s'exerçant à ce niveau trouve un terrain propice à la manifestation de ses effets. Il faut rappeler en outre que, chez le nouveau-né, l'arcade zygomatique est peu développée, la parotide est peu épaisse et n'offre qu'une protection médiocre. Ce point est donc dans un état d'infériorité réelle par rapport aux traumatismes.

Enfin, si la pression porte en avant du plexus, elle peut traîner en quelque sorte sur les branches terminales et amener leur lésion successive.

Ce sont là des vues *a priori* et basées sur la disposition anatomique du nerf. L'étude de la progression de la tête à travers le bassin nous montrera ce qu'on en doit retenir.

Points compresseurs du bassin. — Le bassin paraît avoir un rapport plus intime avec la tête fœtale en deux endroits de son parcours : au détroit supérieur et au détroit inférieur. Au premier resserrement, c'est le promontoire qui est presque toujours en cause; au second, ce sont les ischions. Ce n'est pas que dans l'excavation la tête soit libre, loin de là; mais lorsqu'il y a angustie, même légère, c'est à une des extrémités du couloir pelvien qu'elle s'accuse et c'est là que la tête est arrêtée plus longtemps.

Paralysie par compression du promontoire. — Envisageons d'abord le cas d'un bassin légèrement rétréci, avec lequel le passage du fœtus se fera assez facilement, tout en nécessitant un temps un peu plus long et une énergie plus considérable de l'utérus et de la paroi abdominale. Dans ces bassins, dont le diamètre antéro-postérieur mesure de 10 cent. 83 à 9 cent. 48 (1er degré de Otto de Haselberg), comment se comporte la tête dans une présentation du sommet ? Des recherches commencées par Smellie, poursuivies par Rœderer, Osiander, complétées par Michaëlis, Litzman, etc., il résulte les points essentiels suivants :

Au détroit supérieur la tête se présente en position transversale et la rotation ne commence presque jamais avant que les deux pariétaux ne soient engagés dans le bassin. Mais pour peu que cette tête soit gênée, elle cherche à s'accommoder à la forme du détroit. Elle met alors son diamètre bipariétal qui se réduit peu en rapport, non plus avec le conjugué vrai, mais avec le conjugué latéral. Le conjugué vrai correspond dans ce cas au diamètre bitemporal plus petit et aussi plus réductible. Ce rapport est encore favorisé par cela que, dans beaucoup de bassins, même légèrement viciés et simplement aplatis, le promontoire n'est pas directement en arrière, mais un peu déjeté de côté (1).

Il s'ensuit que dans un bassin non assez rétréci pour que la flexion se fasse dès le début, l'engagement se produit peu à peu, le promontoire se mettant en rapport successivement avec la région pariétale, puis la temporale, puis la préauriculaire.

En même temps que l'engagement avance, la flexion se prononce de plus en plus et la rotation s'exécute. Cette évolution de la tête est démontrée par les empreintes que laisse sur elle le promontoire dans beaucoup de ces circonstances.

Son éperon imprime une traînée ou même une dépression plus ou moins profonde qui part le plus souvent de la suture sagittale, longe la suture coronale et se dirige vers la tempe et la joue. La courbe même de cette trace indique qu'elle se produit à mesure que la flexion d'abord, puis la rotation de la tête s'effectuent. Car, s'il y avait simple déplacement latéral du crâne sur le bassin sans rotation, la trace marquée par le promontoire se réduirait à quelques points comprimés suivant une ligne parallèle à la suture sagittale.

On sait que parfois ce n'est pas une simple trace, mais un véritable enfoncement qui se dirige parallèlement à la suture coronale pour gagner la tempe ou l'os malaire, « et le professeur Dubois a présenté à sa clinique plusieurs

(1) Labat. *Thèse de Paris*, 1881, p. 93.

enfants avec des dépressions en arrière de la bosse frontale, dans lesquelles on aurait pu facilement cacher le bout du pouce » (1).

Ajoutons enfin que, dans presque tous les cas, la compression exercée au détroit supérieur est toujours plus violente au promontoire qu'au pubis ; il ne faut donc pas s'étonner que la paralysie, quand elle existe, se manifeste plus souvent sur le côté postérieur de la tête, c'est-à-dire sur celui qui regarde l'angle sacro-vertébral.

Ce que nous venons de dire de l'évolution de la tête, dans un bassin légèrement rétréci, nous permet d'attribuer très nettement à cette cause la paralysie faciale périphérique qui s'est présentée à nous dans le cas suivant :

Observation I (personnelle)

Accouchement normal chez une secondipare. — Bassin légèrement aplati. — Paralysie faciale périphérique gauche de l'enfant. — Guérison rapide.

Le 20 avril, la femme M... se présente au pavillon Velpeau (Maternité de Cochin), service de M. Bouilly.

Elle est en travail depuis dix heures du matin.

A son arrivée (cinq heures du soir), on trouve la tête bien engagée, mais encore un peu haut. La flexion n'est pas complète. La position est une G A.

Le travail continue régulièrement et l'accouchement spontané a lieu à minuit quarante-cinq.

Durée totale du travail : près de quinze heures.

Agée de 21 ans, la parturiente n'avait jamais eu de maladies.

Une première grossesse, il y a deux ans, s'était terminée par la venue à terme d'une fille morte probablement pendant

(1) Pajot. *Thèse de Concours*, 1853, p. 56.

le travail qui avait été assez long, mais n'avait nécessité aucune intervention.

Pas de traces de syphilis.

Les cuisses sont un peu arquées ; pas d'autre signe extérieur de rachitisme.

L'exploration du bassin montre qu'il est un peu aplati ; le diamètre promonto-sous-pubien mesure 10 cent. 7.

Le nouveau-né est un garçon pesant 3,040 gr., bien conformé.

Aussitôt après l'accouchement, l'enfant une fois nettoyé, on remarque une déviation de son visage très nette quand il crie. On peut constater une paralysie faciale complète du côté gauche. L'œil gauche reste ouvert et les traits sont tirés à droite.

Pas de déviation apparente de la langue et de la luette.

La sensibilité paraît conservée.

Légère déformation de la tête; bosse pariétale droite repoussée en arrière ; bosse séro-sanguine un peu étendue.

A gauche, petite traînée rougeâtre sur la peau de la tempe et dirigée de haut en bas et un peu d'arrière en avant.

Les diamètres de la tête sont :

Diamètre	maximum	13,8
—	occip. ment	13,3
—	occip. front	11,5
—	so-br.	9,5
—	bi-par.	9,2
—	bi-temp	8

La succion n'est que peu gênée. Cependant il s'écoule un peu de lait par la commissure gauche.

Le second jour, la paralysie paraît accentuée.

Le troisième, l'œil est un peu moins ouvert.

A partir du cinquième jour la paralysie diminue assez rapidement pour que le dixième, l'enfant puisse partir avec sa mère sans présenter rien d'anormal dans sa physionomie.

Si, dans l'observation qui précède, l'explication que nous

avons donnée nous semble être la vraie, si l'aplatissement du bassin est une cause suffisante pour la production de la paralysie, les deux observations qui suivent montrent que ce retrécissement n'est pas une cause nécessaire ; l'hémiplégie peut se produire lors même que les conditions de l'accouchement paraissent favorables, c'est-à-dire que le bassin est normal et la tête fœtale de volume ordinaire. L'exemple que nous en donnons ci-dessous a été étudié à la Clinique par le professeur Depaul.

Observation II

Paralysie spontanée du nerf facial gauche (1).

Noël, Augustine, 18 ans, entre à la salle d'accouchements de l'hôpital des Cliniques (service de M. Depaul), le 12 février 1872, à huit heures du matin.

Primipare, grossesse à terme, les règles ont paru pour la dernière fois le 8 mai 1871.

Apparitions des premières douleurs, le 12, à une heure du soir;

Rupture spontanée des membranes, le 13, à deux heures du matin;

Terminaison de l'accouchement à huit heures.

Présentation du sommet en OIGA.

Délivrance naturelle. — Bassin normal.

L'enfant, du sexe masculin, est d'une bonne constitution; poids = 3,180 grammes.

Longueur totale de 49 centimètres.

Diamètre	occipit.-frontal.	12 cent.
—	occipito-mentonnier	14
—	bi-pariétal.	9
—	sous-occipito-bregmatique .	9,5

(1) Nadaud. *Thèse de Paris*, 1872. Obs. I.

Aussitôt après l'expulsion de l'enfant, on constate qu'il est atteint d'une hémiplégie faciale du côté gauche. Quand il crie, les muscles se contractent du côté droit et l'œil se ferme de ce même côté; à gauche, au contraire, la face est immobile et l'œil reste ouvert. La commissure des lèvres est attirée en haut du côté droit. La sensibilité est conservée du côté gauche de la face. La succion est possible; on n'a noté ni déviation de la luette, ni déviation de la langue.

Le 15 février, les signes de la paralysie faciale gauche ont déjà un peu diminué.

La mère et l'enfant sortent le 2 mars 1872. Déjà depuis quelques jours les symptômes de la paralysie de l'enfant avaient complètement disparu.

Ainsi, dans cette observation, le travail n'a pas une longueur exagérée (19 heures chez une primipare), les dimensions sont normales pour le bassin et pour la tête de l'enfant, et cependant il y a eu paralysie.

Nadaud, reproduisant l'opinion de son maître, n'hésite pas à invoquer la compression sur l'angle sacro-vertébral. « L'enfant se présentait en première position du sommet, c'était donc le côté latéral gauche de la tête qui se trouvait en contact avec l'angle sacro-vertébral, et c'est en effet ce côté gauche qui a été paralysé. » Il faut pourtant se rappeler que dans l'accouchement absolument normal la tête n'est soumise à aucune pression au niveau du promontoire. C'est du moins l'opinion de beaucoup d'auteurs, de Duncan, en particulier, et Labat s'en est fait le défenseur. « Très souvent, en effet, la tête a pénétré dans l'excavation dans les trois derniers mois de la gestation, chez les primipares ; dans le dernier mois ou les quinze derniers jours, chez les multipares » (1).

Quoi qu'il en soit de l'interprétation du fait précédent,

(1) LABAT. *Th. de Paris*, 1881.

il est une circonstance qui, avec des conditions en tout point égales, nous paraît favoriser la compression au promontoire et par suite la production de la paralysie, c'est *l'inclinaison* de la présentation.

En temps ordinaire, l'obliquité de Nægele n'existe pas, nous le savons. Au détroit supérieur, en effet, la tête est perpendiculaire au détroit et quand l'*asynclitisme* se prononce, ce n'est qu'à la partie terminale de l'excavation et au détroit inférieur.

Toutefois, il est des cas très nets où une obliquité réelle existe. En général, la position se régularise sous l'influence des seuls efforts de l'utérus. Mais la tête reste un peu plus longtemps en rapport avec le promontoire et quand elle se redresse, elle subit de celui-ci une pression plus ou moins forte.

C'est ce qui nous a semblé se présenter dans l'observation suivante :

Observation III (personnelle)

Accouchement normal chez une primipare. — Présentation inclinée du sommet. — Hémiplégie gauche faciale spontanée. — Guérison rapide.

Octavie W... se présente le 6 mai 1886, à huit heures du matin, au pavillon Velpeau (Maternité de Cochin), service de M. Bouilly.

C'est une primipare de 17 ans, très bien constituée, n'ayant jamais eu de maladies, ne présentant aucune trace de rachitisme.

Elle s'est bien portée tout le temps de sa grossesse ; elle est à terme.

Les douleurs ont commencé à se faire sentir vers onze heures, la veille au soir.

L'examen permet de constater que la tête, quoique bien engagée, est arrêtée au détroit supérieur. Au palper, le front est peu saillant et laisse penser que la flexion est peu avancée.

Le toucher conduit le doigt sur une surface arrondie et dure. La recherche de la suture sagittale ne la fait trouver qu'avec peine et très profondément en arrière. La fontanelle postérieure est assez haut à gauche, la fontanelle antérieure s'atteint assez facilement.

La dilatation est environ comme une pièce de cinq francs ; le bassin paraît normal.

Les douleurs sont vives et les contractions fortes et fréquentes.

A neuf heures et demie, l'orifice est grand comme une paume de main. On constate en même temps que la tête est plus bas; la suture sagittale s'atteint facilement et se laisse parcourir par le doigt ; la flexion s'est fortement prononcée.

A midi, la tête est au couronnement et les membranes sont rompues.

L'accouchement est terminé à 2 h. 10.

La délivrance se fait naturellement à 2 h. 45.

Durée totale du travail : environ 15 heures.

Le nouveau-né est un garçon bien conformé et pesant 3,270 gr. La tête est dans un état d'ossification assez avancée.

La bosse séro-sanguine est volumineuse.

Les diamètres de la tête sont :

Diamètre	maximum	14
—	occip.-ment	13,4
—	occip.-front	11,5
—	so.-bregm	9,2
—	bi-pariét.	9
—	bitemp.	8,3

Le lendemain on remarque, pendant les cris de l'enfant, que la bouche est de travers et les traits tirés à droite.

L'œil gauche est à moitié ouvert et ne reste pas fermé quand on abaisse la paupière. La langue ni la luette ne paraissent déviées.

Rien ailleurs. Les membres s'agitent normalement.

La succion ne semble pas entravée et il ne s'écoule pas de lait par la commissure ; mais le bébé tette lentement.

Dès le lendemain, 8 mai, la paralysie s'atténuait et avait disparu le 9 au soir.

Le 17, l'enfant partait en bon état avec sa mère.

Voilà donc un cas où la paralysie a été extrêmement légère ; le facial a été plutôt frôlé que comprimé. Or il est légitime de penser, selon nous, que l'inclinaison de la tête a été une condition essentielle à la compression du nerf.

Il est aussi un autre élément important qu'il ne faut pas négliger : c'est l'intensité des contractions utérines. On sait combien celles-ci peuvent atteindre de violence, jusqu'à briser le crâne de l'enfant. Eh bien, nous sommes persuadé que dans notre fait, elles ont eu leur part active. En brusquant, en quelque sorte, le changement de présentation inclinée en présentation franche, elles ont fait du contact de la tête avec le promontoire un traumatisme, et là où il n'y aurait eu qu'effleurement, il y a eu contusion. Sous l'influence de propulsions plus douces, plus espacées, la tête aurait subi son évolution plus lentement. mais probablement sans dommage.

Notons en passant que tout ce que nous avons dit du promontoire, est applicable à l'articulation de la première avec la seconde vertèbre sacrée, — au cas où celle-ci proéminerait de façon à constituer le véritable promontoire.

Paralysie par compression de l'ischion. — Nous avons dit qu'un second lieu d'arrêt possible pour la tête du fœtus était le détroit inférieur. Le diamètre transversal ou bi-ischiatique principalement, exerce la compression. Absolument inextensible, il offre un point inébranlable à la poussée des os du crâne. Que la tête soit un peu grosse, que le détroit soit un peu rétréci (cyphose, scoliose), il peut y avoir contusion au point d'élection et par suite paralysie.

Nous n'avons trouvé à l'appui de cette proposition que l'observation suivante de Kennedy.

Observation IV (1)

G. B... a eu un travail difficile, la tête de l'enfant restant en bas dans le bassin pendant plusieurs heures.

A la naissance, on observa une tumeur considérable au crâne et une plaie gangréneuse de la grandeur d'un shelling sur le pariétal gauche. La naissance se fit de bonne heure le dimanche matin et à trois heures, le lundi, on observait un remarquable changement dans son aspect extérieur. La commissure de la bouche était tirée légèrement du côté droit quand l'enfant restait au repos, quand il criait, ce qui arrivait presque sans rémission, la face entière était tordue. La commissure des lèvres était alors entraînée très fortement en arrière et en haut du côté droit ; l'aile du nez du côté gauche n'étant pas aussi dilatée que celle du côté droit, donnait au nez une apparence difforme. L'œil du côté gauche restait continuellement ouvert pendant que celui du côté opposé se fermait pendant le sommeil et les cris.

La bouche recouvrait en partie son aspect normal quand l'enfant était au repos. Le front du côté malade n'était pas plissé ; l'enfant bien portant, du reste, partit de l'hôpital dans cet état.

Paralysie par compression du pubis. — La partie antérieure du bassin, tout en étant moins saillante et, partant, moins agressive que les points précédemment étudiés, forme cependant une surface résistante sur laquelle la tête

(1) Kennedy. *Loc. citat.*

fœtale vient éprouver des frottements et des pressions capables, si les conditions favorables se présentent, de produire une paralysie faciale.

C'est ce qui nous paraît avoir eu lieu dans le fait suivant, malgré l'absence de détails importants :

Observation V

Paralysie de la portion dure du côté droit et de la troisième paire du côté gauche (1).

L'enfant, une fois expulsé, était très faible.

Sa mère avait été en travail pendant 15 heures.

Après l'avoir excité quelque temps, une respiration convulsive se rétablit. On nota deux traces, l'une sur le pariétal gauche, l'autre sur la partie antérieure du temporal gauche. Ce dernier était creusé et semblait avoir été enfoncé par un instrument tranchant; plus bas, sur la joue, étaient une ou deux égratignures.

Sur le côté opposé, il y avait une dépression évidente, mais sans lésion des téguments.

La respiration était pénible.

Le côté gauche de la face paraît un tant soit peu gonflé.

L'œil gauche était fermé ; la pupille dilatée et insensible à la lumière.

L'œil droit était constamment ouvert. Pupille dilatée et insensible à la lumière.

Le lendemain, 15 du mois, les muscles du côté gauche de la face et du corps entrèrent en convulsions qui affectèrent surtout le bras et la tête, tandis que l'ensemble du côté droit conservait son état de calme parfait.

Le 16. L'enfant reste dans son état de coma persistant.

Le côté gauche de la face est plus gonflé ; l'œil gauche est

(1) Kennedy. *Mémoire cité.*

fermé. Le droit reste ouvert. Les convulsions reviennent de temps en temps, pas très violentes.

Les phénomènes s'améliorent.

Le 21. Les yeux sont beaucoup mieux. L'enfant tette volontiers; mais il ne peut encore se satisfaire complètement à cause de la faiblesse de ses muscles.

La tête a repris son aspect ordinaire.

L'analyse de ce fait nous y montre des éléments très divers.

Eliminons d'abord la paralysie de la troisième paire, qui ne nous paraît pas prouvée. La pupille est immobile comme dans tout choc nerveux considérable et si l'œil gauche est fermé, il faut l'attribuer bien plus au gonflement des tissus produit par leur attrition qu'à une cause nerveuse.

La paralysie de la septième paire nous intéresse davantage. Elle existe; elle est évidente. Est-elle totale? Il serait permis d'en douter, puisque l'état de la bouche n'est pas signalé, et ce cas rentrerait dans la classe des paralysies partielles dont nous dirons un mot tout à l'heure. Remarquons toutefois que le bébé « ne pouvait se satisfaire complètement en tetant, à cause de la faiblesse de ses muscles ».

Quoi qu'il en soit, la paralysie est périphérique. Nous ajoutons qu'elle a été produite par le pubis.

En effet, elle siège du côté droit, côté qui est en rapport avec cet os dans une OIGA, côté qui porte peu de déformation et d'empreinte, tandis que le contact du promontoire avec le pariétal, le temporal et la joue gauches nous paraît attesté par la disposition en croissant des éraflures et la profondeur de l'enfoncement, « qui semble avoir été fait avec un instrument tranchant ».

Les convulsions et l'état comateux de l'enfant pourraient faire songer à une hémorrhagie méningée, l'épanchement de sang comprimant le nerf facial à l'intérieur du crâne.

Mais pour agir de la sorte, il faudrait que l'épanchement fût considérable, et alors il aurait donné lieu à des phénomènes plus accusés du côté des autres nerfs de la base ; enfin, je ne crois pas que la vie de l'enfant eût été possible.

Qu'il y ait eu petite hémorrhagie méningée ou même de petits foyers dans la substance cérébrale, comme le veut l'auteur, la chose est vraisemblable, car elle est très fréquente chez les enfants nés en état de mort apparente ; c'est l'explication des convulsions et du coma.

Quant à la parésie du facial, elle est périphérique et produite par le pubis.

C'est encore à un cas de paralysie par compression pubienne que nous avons à faire dans notre observation IX. Son auteur le considère comme un exemple de paralysie d'origine cérébrale produite par une fracture avec enfoncement. L'analyse des détails nous permet de croire que notre interprétation est la bonne.

Paralysie dans les présentations de la face et du siège. — Jusqu'ici nous n'avons montré de paralysie que dans les présentations du sommet ; les autres modes de présentation n'en paraissent pas indemnes.

Lorsque le fœtus vient par la face, la chose serait plus fréquente même que dans l'accouchement par le sommet. Dans ce cas, l'engagement se faisant en même temps que la déflexion se prononce, l'angle sacro-vertébral semble pouvoir comprimer le facial plus près de sa sortie du crâne au niveau même du trou stylo-mastoïdien. Kennedy prétend qu'il en a vu plusieurs exemples ; toutefois il n'en publie pas d'observation et nous n'en avons pas trouvé dans nos recherches bibliographiques.

Enfin, la tête venant dernière soit dans une présentation du siège, soit après une version, peut éprouver les mêmes froissements. Quoique ne possédant pas de cas d'hémiplégie totale acquise dans cette circonstance, nous soutenons qu'elle est possible en nous appuyant sur un fait de paralysie partielle que nous relatons un peu plus bas.

Paralysie par compression d'une tumeur. — Ainsi que nous l'avons vu (p. 16), Landouzy avait prévu que le forceps pouvait n'être pas la seule cause de l'hémiplégie faciale du nouveau-né. Outre la compression sur le promontoire, il indiquait aussi la possibilité d'un traumatisme dû à une tumeur du bassin. Mais il n'en rapporte aucun cas; il en est de même de M. Pajot (1).

D'après Huchard (2), Dubois aurait relaté dans la Gazette des hôpitaux de 1844 (n° 63) une observation de paralysie par tumeur osseuse du bassin. Cette indication bibliographique, d'ailleurs reproduite par d'autres auteurs, est fausse, et nulle part nous n'avons retrouvé quoi que ce soit d'analogue. Nadaud écrit aussi que deux cas dus à cette cause se sont présentés à l'examen de Depaul; ils n'ont pas été publiés.

La littérature étrangère nous offre la même pénurie d'exemples et nous continuerons à admettre la chose comme possible, sans preuve.

La paralysie peut être partielle. — Tous les auteurs ont émis l'opinion qu'une application de forceps pouvait ne produire qu'une paralysie limitée à quelques rameaux du facial. On a même publié des faits où la branche infé-

(1) PAJOT. *Thèse de concours*, 1853, p. 94.
(2) HUCHARD. *De la paralysie des nouveau-nés*. Th. Strasbourg, 1866.

rieure du nerf avait été seule touchée et la trace très nette de l'instrument semblait rendre indiscutable l'étiologie admise.

Le même phénomène peut se présenter à propos des paralysies spontanées.

La branche supérieure ou temporo-faciale est moins sujette à être épargnée ; ses rameaux sont plus nombreux, plus étendus, plus superficiels, plus exposés.

L'inférieure se dérobe vers l'angle de la mâchoire et sa direction oblique la fait échapper aux compressions trop directes, du moins dans les présentations du sommet.

Le cas suivant nous paraît être un exemple de paralysie partielle (1).

Observation VI

(Partie d'une observation que nous retrouverons plus complètement en étudiant la paralysie brachiale.)

Chez un enfant venu par le siège en SIG, il y eut un dégagement facile du tronc et des bras. Il n'en est pas de même de la tête dernière que j'ai eu quelque peine à entraîner, malgré la flexion opérée en agissant du doigt sur le maxillaire inférieur.

L'enfant naît en état d'asphyxie blanche. Mais après de nombreuses tentatives, il respire.

Le lendemain matin, l'*orbiculaire gauche était paralysé.* Il y avait des convulsions..... Il avait dû se produire, au cours des tractions effectuées pour entraîner la tête dernière, une lésion cérébrale imputable en grande partie à la stase sanguine occasionnée par la compression du cordon pendant l'accouchement.

(1) Hamon du Fresnay. *Paris médical*, 12 nov. 1881, p. 373.

En l'absence de tout autre détail, de tout contrôle anatomique, nous considérons ce fait comme un exemple de paralysie partielle périphérique. Nous ne connaissons pas de cas prouvant qu'une lésion localisée du cerveau puisse provoquer une inertie fonctionnelle limitée à l'orbiculaire palpébral.

CHAPITRE TROISIÈME

PARALYSIE FACIALE D'ORIGINE CORTICALE

Paralysie spontanée du facial inférieur. — Topographie cérébrale. — Développement des centres corticaux chez le fœtus. — De la compression cérébrale chez le fœtus. — La compression du cerveau n'est pas en rapport avec la compression du crâne.

L'intégrité de l'orbiculaire palpébral, coïncidant avec l'inertie des autres muscles innervés par le facial, telle est la caractéristique de la paralysie de la septième paire, d'origine corticale. Nous parlons d'hémiplégie faciale isolée, sans autre trouble moteur des membres, et dans ce cas, on ne peût guère songer à une lésion nerveuse centrale. C'est du moins ce qui ressort de l'observation très nette qui suit, la seule que nous connaissions en ce genre.

Observation VII (inédite)

(Communiquée par M. Budin. — Rédigée par M. Legry, interne de service.)

Le 5 juin 1887, à 8 h. 1/2 du soir, la nommée Mathilde Pag..., primipare, âgée de 26 ans, domestique, accouche à terme d'un enfant du sexe féminin, pesant 3,450 grammes.

Le travail a duré 25 heures.

Les premières douleurs ont apparu la veille à 7 heures du soir. Elle ne se présente à l'hôpital que le matin du 5 juin à 6 heures. A ce moment les douleurs sont vives et fréquentes.

On trouve à la palpation un fœtus en occipito-iliaque gauche antérieure. Le front fait une saillie très marquée à droite. Les bruits du cœur sont bons. Au toucher, on ne trouve pas le sommet engagé. L'orifice utérin est très reporté en arrière; la dilatation est de trois centimètres; le col est complètement effacé; les membranes sont intactes.

Pendant les heures qui suivent, la dilatation du col progresse.

A midi, elle est de six centimètres.

Mais le sommet ne s'engage toujours pas.

On explore le bassin. Le diamètre promonto-sous-pubien égale 11 centimètres 1/2, déduction non faite.

Le sacrum présente une concavité normale.

Au cours de cette exploration, la poche des eaux se rompt.

A une heure, la tête est fixée au détroit supérieur.

La suture sagittale est dirigée suivant le diamètre transverse, elle est très rapprochée du promontoire et on ne l'atteint qu'avec peine en contournant le pariétal antérieur qui chevauche sur le postérieur. On arrive sur l'extrémité supérieure de l'oreille antérieure,

A deux heures, la tête est engagée. Une bosse séro-sanguine assez volumineuse s'est formée sur le pariétal antérieur; elle empiète sur la suture sagittale et la fontanelle postérieure qu'on ne peut reconnaître qu'après l'avoir déprimée assez profondément. La suture sagittale est encore située très en arrière, près du sacrum.

A cinq heures, dilatation de 8 centimètres. — Bosse séro-sanguine très volumineuse. La suture sagittale est dirigée suivant le diamètre oblique gauche; elle est toujours rapprochée du sacrum, moins cependant que tout à l'heure. La fontanelle postérieure occupe le centre de l'excavation.

A six heures et demie la dilatation est complète.

La tête a exécuté son mouvement de rotation, elle est en occipito-pubienne. La bosse séro-sanguine appuie sur le plancher du bassin. Elle augmente encore de volume pendant les heures qui suivent. L'accouchement n'a lieu qu'à huit heures et demie.

Les battements du cœur ont toujours été normaux; ils se sont seulement un peu ralentis pendant les cinq dernières minutes.

L'enfant naît cyanosé et ne respire pas. Quelques frictions, quelques flagellations provoquent bientôt les mouvements respiratoires.

La tête examinée aussitôt présente une déformation des plus marquées. Une bosse séro-sanguine volumineuse siège sur la partie supérieure et postérieure du pariétal droit. Elle masque l'extrémité postérieure de la suture sagittale, la fontanelle postérieure et la branche droite de la suture lambdoïde. Le pariétal droit chevauche en arrière sur l'occipital, en avant sur le frontal, en bas sur le temporal, en haut sur le pariétal du côté opposé.

Le pariétal gauche aplati offre une surface presque plane étendue de la suture sagittale à la base du crâne. Il en résulte un aspect étrange de la tête, la moitié gauche de la voûte crânienne contrastant par sa surface aplatie avec la moitié droite, renflée, bombée pour ainsi dire. On croirait, suivant l'expression pittoresque de la sage-femme de service, que toute la substance cérébrale a passé du côté droit.

Sur le pariétal gauche, à un centimètre en avant de la suture fronto-pariétale, existent, l'une au-dessous de l'autre et séparées par un intervalle de 5^{mm} environ, deux plaques d'un gris jaunâtre mesurant un demi-centimètre de diamètre, plaques qui paraissent résulter de la longue compression à laquelle cette région a été soumise au niveau du promontoire.

Sur l'extrémité postérieure du pariétal droit on remarque deux érosions superficielles.

La tête, mesurée immédiatement, offre les diamètres suivants :

Diamètre	occipito-mentonnier. . .	14 c. 1/2
—	occipito-frontal.	12 » —
—	sous-occipit-bregmat. . .	10 » —
—	bipariétal	9 » 1/2
—	bitemporal.	8 » 1/2

Le lendemain matin, 6 juin, la déformation céphalique a

diminué, grâce à la disparition presque complète de la bosse séro-sanguine. Mais l'aplatissement du pariétal gauche subsiste. Les deux plaques jaunâtres du cuir chevelu sont entourées d'une zone rougeâtre.

La paupière supérieure est œdématiée.

Au moment où l'enfant crie, on constate qu'il a une paralysie faciale du côté droit, paralysie très marquée. Pendant les cris, la bouche est très fortement tirée sur la gauche. Cette paralysie est limitée au facial inférieur; l'orbiculaire des paupières a conservé son fonctionnement. La langue n'est pas déviée.

Les membres supérieurs et inférieurs ne sont ni paralysés ni parésiés. La sensibilité est conservée sur tous les points des membres, du tronc et de la face; l'excitation avec une épingle provoque des cris.

7 juin. La paralysie faciale paraît moins accentuée; mêmes caractères qu'hier.

Le 8. Même état de l'enfant. Cependant les deux plaques qui paraissent devoir s'escharifier présentent seulement aujourd'hui une teinte ecchymotique. La zone inflammatoire qui les entourait a disparu.

Le 9. L'œdème de la paupière gauche a considérablement diminué. L'œil droit présente le matin un léger écoulement séro-purulent. On fait une cautérisation au nitrate d'argent et on prescrit des lavages boriqués toutes les heures.

La paralysie faciale a un peu diminué. Le pariétal gauche est encore aplati.

Les dimensions de la tête prises de nouveau sont les suivantes :

Diamètre occipito-mentonnier	13 1/2
— occipito-frontal	12 —
— sous-occipito-bregmat . . .	9 1/2
— bipariétal.	9 1/2
— bitemporal, ...	8 1/2

11 juin. Déviation de la face un peu moins marquée au moment des cris. L'écoulement de la conjonctivite droite est presque terminé. Les cautérisations sont continuées.

Le 13. Paralysie diminuée. L'enfant a du muguet. On fait des lavages avec de l'eau oxygénée. Les points ecchymotiques du cuir chevelu ont presque entièrement disparu.

Le 15. Le muguet persiste. L'œil est complètement guéri. Même état de paralysie.

Le 17. Bouche moins déviée au moment des cris. Le muguet persiste. On prescrit un collutoire au borate de soude.

Le 19. Muguet très diminué. Paralysie faciale encore perceptible, mais à un degré beaucoup moindre.

Le 20. Muguet totalement disparu. Paralysie faciale à peine appréciable au moment des cris.

La mère sort le 22 avec son enfant; elle n'a présenté aucun accident pendant ses suites de couches. L'enfant est très bien portant. Le pariétal gauche est toujours légèrement aplati; il n'y a plus de trace de paralysie faciale.

Cette longue et remarquable observation est suggestive à plus d'un point de vue.

La paralysie est corticale ; ses symptômes le prouvent ; les traces imprimées sur la tête du fœtus tendent à le démontrer.

Topographie du noyau du facial inférieur. — Que voyons-nous en effet ? Tout un côté du crâne a été aplati, mais au milieu de ce recul en masse devant la pression, un point est plus lésé que les autres ; c'est là qu'a porté le maximum de l'effort, puisque là seulement le cuir chevelu est couché jusqu'à friser le sphacèle.

Ce point, qu'il importe de préciser, est situé à « un centimètre en avant de la suture fronto-pariétale ». Nous devons donc nous demander si ce lieu correspond sur la substance cérébrale à la localisation du noyau du facial inférieur, ou bien si ce dernier a été lésé aveuglément par l'enfoncement de tout le pariétal ? Il serait difficile de trouver dans la pathologie des tout jeunes enfants des cas de traumatisme n'ayant produit que les troubles que nous étudions; partant, des preuves très nettes nous font défaut.

Que nous apprend la pathologie de l'adulte ? C'est que des paralysies analogues produites par des tumeurs, par des plaques de méningite, de ramollissement, par des enfoncements de fragments osseux, ont permis d'assigner au noyau du facial inférieur le tiers inférieur des circonvolutions ascendantes au voisinage de la scissure de Sylvius ; il est un peu au-dessus du centre du langage articulé, au-dessous des centres des membres supérieurs.

On a même précisé son point correspondant sur la calotte crânienne et l'on peut déterminer sa position de la manière suivante : tirer à partir de l'apophyse orbitaire externe une ligne horizontale qui se dirige en arrière ; sur cette ligne mesurer une longueur de six centimètres ; élever en ce point une verticale au-dessus de la ligne précédante et compter trois centimètres.

Or le point précis tombe au niveau ou même en arrière de la suture fronto-pariétal.

Faut-il donc, pour notre cas, repousser l'idée d'une compression plus forte et directe à l'endroit en question ?

Non, si nous quittons le domaine de la pathologie adulte pour nous reporter à celui de l'anatomie fœtale. En effet, il est prouvé que, à mesure que le cerveau se développe, c'est en faveur surtout de l'accroissement des lobes frontaux. Ceux-ci semblent refouler en arrière le reste de l'encéphale. En réalité, la partie antérieure du crâne se développe parallèlement aux lobes frontaux et glisse en quelque sorte sur les hémisphères pour se porter en avant. Il en résulte que les rapports des circonvolutions avec la voûte osseuse qui les protège ne sont plus les mêmes chez le fœtus et chez l'adulte. Suivant E.-T. Hamy, le sillon de

Rolando est beaucoup plus oblique chez le premier. Cette obliquité est en rapport avec un développement proportionnel beaucoup moindre de la seconde et surtout de la troisième circonvolution frontale. Ainsi, M. Hamy a constaté que le sillon rolandien passait en avant de l'articulation fronto-coronale, de telle sorte que l'os frontal, dans ses parties latérales et inférieures, se trouvait recouvrir une petite étendue du lobe pariétal (1). Ces données viennent à l'appui de notre observation et montrent que dans ce cas, tout au moins, les plaques de sphacèle indiquant l'endroit le plus comprimé correspondent assez bien aux circonvolutions ascendantes.

Développement des zones corticales chez le fœtus. — Une chose encore pourrait nous étonner. Pour plus accentuée qu'ait été la pression du bassin sur un point du crâne, elle n'est pas telle cependant qu'elle ait produit un enfoncement ; de plus elle n'était pas isolée, puisque tout le pariétal offrait une surface plane et que l'hémisphère gauche paraissait avoir passé du côté opposé.

Comment se fait-il qu'un traumatisme semblable ne se soit manifesté que par une paralysie aussi limitée ? Pourquoi les autres centres voisins, ceux surtout des membres supérieurs et inférieurs n'ont-ils pas été atteints ? C'est une question qui a son intérêt et mériterait de nous arrêter. Malheureusement nous n'avons que peu d'éléments pour la résoudre.

Il nous semble toutefois qu'il s'agit là essentiellement d'un fait de développement cérébral.

Les recherches des auteurs qui se sont adonnés à cette étude, Fleischig et Parrot en particulier, ont démontré que dans le manteau, la région la plus précoce est le sys-

(1) Dict encycl. Art. *Circonvolutions cérébrales*, p. 93.

tème de Rolando. Quand on considère un cerveau de nouveau-né, on est frappé en effet du volume que présentent les deux circonvolutions ascendantes, surtout dans leur partie inférieure. S'il est vrai, comme le dit Parrot (1), que le développement des conducteurs nerveux est parallèle à celui du centre correspondant, il est aisé de comprendre que toute lésion de ce centre retentira d'autant plus à la périphérie qu'il prendra plus d'importance. Or il est légitime de penser que le noyau du facial inférieur doit être prédominant sur les autres. La fonction à laquelle il préside est capitale chez l'enfant nouveau-né. La succion indispensable pour la vie du jeune être, nécessite l'intervention puissante de muscles, et cela dès le commencement de l'existence.

Quelle différence avec l'énergie peu grande au début qu'ont à déployer les muscles des membres.

N'est-ce pas une raison suffisante pour admettre que le foyer d'influx nerveux destiné aux joues et à la bouche est plus étendu que celui destiné aux bras et aux jambes. On pourrait comprendre, de cette façon, qu'un traumatisme s'exerçant sur une vaste surface atteignît exclusivement le point le plus apte à être atteint par son importance. Cette explication nous permettrait peut-être aussi de saisir pourquoi, dans une lésion intéressant chez un nouveau-né toute la région rolandique, les phénomènes notés du côté des membres ont été plus fugaces que ceux observés au visage.

Tel est l'intérêt de l'exemple qui suit.

1) Parrot. *Archives de physiologie*, 1879, p. 505.

Observation VIII

Fracture du crâne par application du forceps ; phénomènes de compression sur les régions motrices cérébrales ; relèvement des fragments ; guérison immédiate (1).

Le 2 mars, entre dans le service de mon cher maître, M. Millard, à l'hôpital Beaujon, salle Sainte-Hélène, une femme rachitique qui depuis deux jours est en travail. Les douleurs expulsives ne reviennent plus qu'à de longs intervalles et paraissent s'atténuer.

Il y a vingt heures que la sage-femme qui devait l'accoucher a rompu la poche des eaux. La présentation est en occipito-iliaque gauche antérieure : mais la tête est à peine engagée et le diamètre antéro-postérieur du bassin ne mesure pas plus de 8 cent. 1/4.

L'accouchement ne paraît pas devoir se faire spontanément.

L'interne de garde applique le forceps sans trop de difficultés.

Après quelques minutes de tractions énergiques, l'opérateur a la sensation d'un affaissement brusque en même temps que le dégagement de la tête du fœtus s'opère. A partir de ce moment, tout est terminé.

L'enfant reste quelques secondes dans une sorte d'état de mort apparente. On le plonge dans un bain de moutarde préparé à l'avance, et les efforts d'inspiration commencent.

Son cri est à peine perceptible, enroué, presque aphone.

Le globe oculaire gauche fait une forte saillie sous la paupière entr'ouverte. Toute la conjonctive bulbaire est infiltrée de sang. La figure est grimaçante ; la moitié droite de la face est paralysée. Les membres supérieur et inférieur de ce côté sont animés de petits mouvements convulsifs intermittents. Dans l'intervalle, d'ailleurs très court, des convulsions, il nous

(1) Tapret. *Journal de méd. et de chir. prat.* 1877, p. 163.

paraît évident que le bras et la jambe sont plus flasques de ce côté que du côté opposé.

L'extrémité libre de la cuiller gauche du forceps, appuyant à faux sur la bosse fronto-pariétale (l'instrument n'embrassait pas exactement la tête du fœtus suivant le diamètre bipariétal, la branche gauche se rapprochait du vertex et la branche droite était appliquée au niveau de l'oreille et très près du cou), les os, très durs, ont cédé en ce point. On constate, en effet, au-dessus de la bosse pariétale, un véritable enfoncement du crâne par fracture comminutive (embarrure) et non une dépression simple. Cet enfoncement commence sur le frontal et à deux centimètres environ au-dessus du diamètre occipito-frontal et finit sur le pariétal, à deux centimètres en arrière de la ligne auriculo-bregmatique. La suture médiane le limite en haut ; en bas, il n'atteint pas les bosses pariétales. Le fragment postérieur du frontal, dirigé obliquement en haut et en arrière, chevauche sur le fragment antérieur du pariétal. D'après le schéma pris sur l'enfant par mon collègue et ami Féré, l'enfoncement correspondrait à la partie postérieure des trois circonvolutions frontales et au tiers moyen de la circonvolution ascendante. Un céphalématome s'est rapidement formé au niveau de cette embarrure.

Considérant l'enfant comme absolument perdu si l'on n'intervenait pas rapidement pour faire cesser la compression, j'incise le péricrâne, puis je visse un tire-fonds obliquement (pour éviter de toucher l'écorce cérébrale) dans le plus large fragment enfoncé, et je remonte les os à leur niveau normal sans grande difficulté. Le sang du céphalématome s'écoule par la plaie faite pour l'introduction de l'instrument et j'applique en ce point une cuirasse de collodion.

L'enrouement, l'aphonie cesse immédiatement ; le cri de l'enfant devient excellent, les convulsions ne se reproduisent plus ; l'exophthalmie disparaît et le lendemain on ne constate plus qu'un peu de paralysie faciale. Il est difficile de juger si l'affaiblissement musculaire existe encore à droite du côté des membres.

Au bout de trois jours, l'épanchement sous-conjonctival

s'est résorbé. Toute trace de compression cérébrale s'est dissipée. L'enfant tette bien, son état général est excellent.

Nous n'avons plus à signaler que l'apparition, au cinquième jour, d'un abcès sur la partie latérale gauche du cou, et un autre petit abcès sanguin qui se montra deux jours après à la limite antérieure du collodion, c'est-à-dire en avant de la petite plaie du cuir chevelu. Ouverts, ces abcès guérissent rapidement. Lorsqu'au bout de seize jours, l'enfant quitte l'hôpital pour aller au Vésinet, la boîte crânienne a repris sa symétrie.

A sa naissance il pesait 3,290 gram., à sa sortie 3,440.

Compression cérébrale chez les fœtus. — Nous voici donc revenu à admettre la paralysie faciale par compression du cerveau. On sait combien cette question avait occupé les écrivains obstétricaux. Thouret, en particulier, de ses études sur la déformation de la tête et le chevauchement des os de la voûte les uns sur les autres, avait conclu, qu'il devait en résulter au moment de l'accouchement une compression du cerveau et de là, comme conséquence, une véritable insensibilité (1). Tous les accoucheurs anciens, nous l'avons déjà dit, n'admettaient que cette cause comme origine de l'hémiplégie faciale. Après la thèse de Landouzy, il y eut une réaction à peu près complète, et « personne n'attribua plus l'hémiplégie faciale des nouveau-nés à la compression du cerveau par les forceps, au moins dans la grande majorité des cas, car il ne sera pas impossible que la paralysie reconnût cette cause dans quelques-uns » (2).

Cette restriction, on le voit, était prudente et l'observation de Tapret est une preuve que le cerveau peut être

(1) THOURET. *Mémoires de la Société royale de médecine*, 1799, in-8°. BUDIN. *Obstétr. et Gynécol.*, p. 53.

(2) PAJOT. *Thèse de concours*, 1853, p. 84.

comprimé par une application de forceps. Le fait de M. Budin est encore plus frappant, puisqu'il n'y avait pas de fracture.

Une chose pourrait étonner, c'est la rareté des observations de compression nette du cerveau, avec phénomènes nerveux isolés, pouvant n'être attribués qu'à cette cause. Chez la plupart des enfants qui naissent en état de mort apparente, ce sont principalement les troubles circulatoires qui doivent être incriminés. Même dans la cause des hémorrhagies du cerveau, il faut accuser surtout la compression du cordon. Les belles études de Duret, les recherches de Schwartz, Leyden, Pagenstecher permettent d'entrevoir ce que subit un cerveau de fœtus pendant l'accouchement.

Si le travail est régulier, pas trop long, si la tête fœtale est suffisamment souple, il est probable qu'il n'y aura pas dommage. En effet, la tête en se moulant peu à peu sur le bassin, permet au cerveau, qui est si peu consistant, de se mouler lui-même de la même façon et il n'y a pas souffrance de sa part.

Le travail est-il très long, y a-t-il compression exercée par l'utérus, par les parois du bassin, par le plancher périnéal, il tendrait à se faire une anémie lente du cerveau et du bulbe, d'où ralentissement de la circulation. Cette anémie d'ailleurs ne se produirait qu'au moment où la pression extérieure est voisine du degré de la tension artérielle. Au contraire, le travail est-il très rapide, avec des contractions utérines très fortes qui aient brusqué les choses, en quelque sorte ? l'enfant naît souvent étonné, à ce qu'il nous a semblé, mais il est très facile à ranimer. Il aura éprouvé un léger degré de commotion.

Dans les cas plus graves, il n'y aura pas de survie ou que peu et l'on constatera des hémorrhagies méningées siégeant surtout vers la base.

Mais nous ne voulons pas insister. Les expériences et les faits cliniques observés sur l'adulte sont encore d'une application difficile à la pathologie de la parturition.

De ceci, nous ne voulons retenir qu'une remarque déjà faite au début de ces réflexions, c'est la rareté des accidents nerveux que l'on puisse attribuer nettement à la compression du cerveau.

La compression du cerveau n'est pas en rapport avec la compression du crâne. — Ce qui nous aiderait à le comprendre, c'est la façon si différente dont réagissent les fœtus aux incidents de l'accouchement.

Les uns passent, malgré les prévisions, à travers un bassin rétréci; leurs lésions sont insignifiantes; ils s'en tirent à merveille.

D'autres présentent les meilleures conditions et ils naissent morts ou en état d'asphyxie grave.

Les nombreuses expériences si sérieuses, si convaincantes pour l'objet qu'elles avaient en vue, faites par divers auteurs, Dorhn, Duncan et surtout par Budin, Champetier de Ribes, Labat, nous ont bien montré toutes les déformations que peut subir la tête fœtale; ces chercheurs nous ont appris les réductions éprouvées par cette tête; ils ont calculé la force nécessaire pour la faire passer dans un détroit d'un diamètre donné. Mais ils ne nous renseignent pas sur la limite physiologique de la compression cérébrale. Jusqu'à quel point un hémisphère peut-il être refoulé sans accident?

C'est là une inconnue qui nous paraît bien difficile à résoudre. Quand on comprime, par exemple, l'expansion d'un spina-bifida chez un nouveau-né, on provoque très rapidement des convulsions et du coma. Mais on agit sur une poche membraneuse. Il n'en est plus de même à la tête où il faut tenir compte de la souplesse des os du crâne, du chevauchement des sutures, de la rapidité de la compression, etc.

Comparons enfin le nombre des enfants qui sont atteints de dépressions, d'enfoncements, de fractures du crâne et voyons combien, parmi ceux-là, il en est de paralysés. La statistique n'a pas été faite, que je sache, mais la proportion en paraît très faible, quand on lit les observations de ce genre.

On voit même des traces de cette préoccupation dans quelques faits tels que le suivant (1).

« Une femme ayant un diamètre promonto-sous-pubien de 85 millim., accouche spontanément d'une fille vivante portant un enfoncement assez considérable partant de 'angle externe gauche de la fontanelle bregmatique et mesurant 4 cent. 1/2 dans son plus grand diamètre, qui est oblique de haut en bas et de dedans en dehors. Cet enfoncement avait, sans aucun doute, été produit par la saillie que faisait l'angle sacro-vertébral. Le diamètre bipariétal, mesuré dix minutes après, était de 8 centim. *L'enfant n'offrait aucune trace de paralysie du côté droit, aucune déviation ;* les pupilles étaient également dilatées. Le lendemain, aucune paralysie apparente, etc. Douze jours après sa naissance, l'enfant sortit bien portant. »

Nous citons ce fait entre beaucoup d'autres qu'il est facile de trouver dans les monographies spéciales et que nous jugeons inutiles de rapporter.

D'où l'on peut conclure que si les os du crâne, tout fragiles qu'ils soient ou à cause de leur souplesse même, sont une puissante protection pour le cerveau du fœtus, l'encéphale trouve en lui-même, dans sa structure peu avancée et presque diffluente, les conditions principales de sa sauvegarde, au moment de l'accouchement.

(1) Budin. *Obstétrique et gynécologie*, p. 102, obs. LXIX.

CHAPITRE QUATRIÈME

I. — **DIAGNOSTIC. — Paralysie périphérique extra et intra-crânienne. — Paralysie faciale congénitale. — Paralysie cérébrale par compression ; par hémorrhagie.**

II. — **PRONOSTIC. — Marche de la paralysie, sa durée. — Elle guérit facilement. — Son pronostic dépend de l'état histologique du nerf.**

III. — **TRAITEMENT.**

I. — DIAGNOSTIC

Ce chapitre ne peut être, bien entendu, qu'un chapitre de diagnostic étiologique. Reconnaître la paralysie faciale est en effet chose facile. Dès que l'enfant crie, l'asymétrie de la face lui donne une physionomie assez bizarre pour attirer l'attention. Il faudrait donc qu'elle fût bien peu accusée pour passer inaperçue.

La diagnose doit porter sur ce point : la paralysie est-elle totale ou partielle, périphérique ou corticale ? Si elle est totale, tous les muscles de la moitié de la face sont pris et l'œil reste ouvert. C'est ce dernier point, si facile à remarquer chez un bébé dont les paupières sont toujours abaissées, surtout pendant les cris, qui forcera l'attention et ne permettra pas de s'égarer.

Si donc l'œil est intact, on songera à une paralysie d'origine corticale et dépendant d'une lésion siégeant sur l'hémisphère opposé au côté paralysé. Ce fait, très précieux dans l'espèce, et dont l'explication a été bien mise en lumière par Landouzy (1), a pourtant été nié par quelques auteurs.

D'après Coingt (2), il serait facile de méconnaître une parésie de l'orbicultaire alors que celle du facial inférieur ne peut guère rester à cause de l'asymétrie qu'elle entraîne. Berger (3) a même prétendu que la participation du facial supérieur que l'on considérait comme l'exception doit être regardée comme la règle.

Ce principe n'a pas été admis et l'on continue à voir dans une hémiplégie faciale incomplète une origine corticale.

Aussi reproduisons-nous l'observation suivante comme un exemple de paralysie périphérique, malgré l'opinion contraire de l'auteur.

Observation IX (résumée)

Accouchement spontané. — Bassin rétréci. — Fracture du frontal gauche. — Paralysie faciale du côté droit (4).

Rosalie Alexandre, primipare, âgée de 22 ans, se présente au pavillon Tarnier, n° 4, le 16 janvier 1881, à une heure du soir. Rachitique; on constate que le diamètre sacro-sous-pubien mesure 0,105 sans déduction. — Position OJGA.

Accouchement spontané après un travail de vingt-deux heures trente minutes. La tête n'a exécuté son mouvement de rotation interne qu'à l'orifice vulvaire.

Enfant masculin, pèse 2,570 gr.

L'angle sacro-vertébral a déterminé au niveau du frontal

(1) Landouzy. *Thèse de Paris*, 1876.

(2) Coingt. *Thèse de Paris*, 1878.

(3) Berger. *Centralb. für Nerv.*, 1879, p. 266.

(4) Labat. *Thèse de Paris*, 1881, p. 44.

gauche une fracture avec enfoncement. La bosse pariétale droite est repoussée en arrière; en avant de cette bosse le cuir chevelu est rouge foncé. — Les deux pariétaux chevauchent sur l'occipital. La déformation du frontal gauche est caractéristique d'une fracture.

La dépression produite par l'angle sacro-vertébral se trouve sur la portion horizontale de l'os, à l'extrémité externe de l'angle que forme cette portion horizontale avec la portion verticale ou antérieure, sur le prolongement, par conséquent, d'une ligne verticale partant de l'apophyse orbitaire externe.

Cette fracture a produit deux ordres de phénomènes : de la compression cérébrale et une paralysie faciale du côté droit.

Etat comateux dont l'enfant sort après des excitations de la peau. Membres supérieurs et inférieurs nullement paralysés.

Côté droit de la face manifestement paralysé. Bouche déviée, commissure latérale droite abaissée ; *œil droit entr'ouvert,* tandis que le gauche est fermé ; dilatation des pupilles égale des deux côtés. L'enfant a pu boire du lait, mais il n'avale pas très bien. La luette ne paraît pas déviée.

La langue a un aspect normal.

Étant donné les symptômes de compression cérébrale, la paralysie faciale et l'état peu rassurant de l'enfant, j'ai essayé de faire disparaître l'enfoncement qui causait les accidents... Je n'ai pu y parvenir.

Le 17. L'orbitaire droit se contracte aussi bien que le gauche. Joue toujours flasque, mais diminution de la paralysie.

Langue un peu déviée à droite.

Le 18, la paralysie faciale a entièrement disparu.

Langue encore un peu déviée.

C'est un exemple, nous semble-t-il, assez net de paralysie périphérique spontanée, légère, et qui est due probablement à la compression exercée par le pubis.

Dans le cas d'hémiplégie totale, il sera intéressant de chercher quel est le point compresseur.

La mensuration et l'exploration du bassin, la durée des

différents temps de l'accouchement, l'étude de l'évolution de la tête permettront de résoudre assez facilement cette question.

Il faut se rappeler toutefois qu'on assiste encore à tous les phénomènes de la paralysie totale quand il y a une lésion atteignant le nerf dans son parcours intrapétreux, intracrânien, et même au niveau de son noyau bulbo-protubérantiel.

Dans le premier cas, il y aurait une fracture du rocher; je ne crois pas qu'il en existe du fait d'un accouchement spontané ; dans le second, il s'agirait d'une hémorrhagie. Or un épanchement capable de comprimer le facial se traduirait par d'autres accidents, convulsion, coma et même mort.

Quant à l'hypothèse d'une hémorrhagie de la protubérance, elle ne saurait être isolée chez le fœtus, où elle produirait au moins une hémiplégie alterne ; nous en citerons plus loin un cas.

En un mot, *a priori*, c'est à la paralysie par compression qu'il faut d'abord songer.

Paralysie faciale congénitale. — Il est cependant un diagnostic que nous ne devons pas oublier, malgré l'extrême rareté qu'on aura de le faire, c'est celui de la paralysie faciale congénitale. Les documents sont peu nombreux à cet égard. Mais quelques traités des maladies de l'enfance consacrent au moins une mention à ce sujet.

Vogel l'attribue à une petitesse et à une difformité congénitale du rocher (1).

Hénoch dit que « il est beaucoup plus rare de rencontrer une paralysie congénitale du facial étrangère à la compression par le forceps. Je ne l'ai vue qu'une fois chez un

(1) Vogel. *Traité clinique des maladies de l'enfance*, p. 396 de la traduction.

garçon de dix ans, venu au monde sans le secours de l'art; il avait présenté, dès sa naissance, une paralysie du nerf facial gauche. Tous les rameaux de ce nerf, y compris ceux de la moitié gauche du voile palatin, étaient paralysés. L'ouïe était abolie à gauche, sans qu'il y eut jamais d'affection de cette dernière. Un traitement prolongé par l'électricité resta tout à fait sans résultat. Des cas analogues de paralysie congénitale sont relatés çà et là dans la littérature médicale, mais leurs causes anatomiques ne sont pas suffisamment élucidées » (1).

Nous ne voyons pas comment au moment même de la naissance on pourrait reconnaître l'essence d'une pareille impuissance fonctionnelle. Peut-être les réactions électriques serait-elles différentes ; ce n'est qu'une hypothèse. L'état de l'ouïe doit être pris en sérieuse considération. Enfin l'inutilité d'un traitement rapidement et sérieusement institué pèsera d'un grand poids contre l'idée d'une paralysie acquise.

Paralysie d'origine cérébrale par compression, par hémorrhagie.— La paralysie d'origine cérébrale sera donc reconnue à ce que l'œil est intact; il y a bien aussi l'exploration électrique qui montre l'intégrité des contractions faradiques, alors que dans la périphérique elles sont plus ou moins diminuées. Mais chez les nouveau-nés ces recherches sont difficiles ; la couche graisseuse sous-cutanée est épaisse, les muscles sont très grêles ; aussi ne peut-on pas attacher une grande importance clinique au résultat qu'on obtiendrait de cette investigation.

Pourra-t-on reconnaître enfin si l'accident est dû à une compression cérébrale ou à une hémorrhagie ?

(1) HÉNOCH. *Leçons cliniques sur les maladies des enfants*, p. 181 de la traduction.

Nous ne voulons pas nous étendre sur cette discussion, contentons-nous d'avancer que les paralysies limitées sont très rares chez le fœtus et que, pour les produire, d'après Mac Nutt, il faut que l'hémorrhagie soit limitée à la convexité des hémisphères ; cette condition se montrerait surtout chez les enfants qui viennent tête dernière.

Cet auteur cite pourtant un cas (cas II du mémoire) où, avec un épanchement dans le ventricule gauche, dans le ventricule moyen, vers la base, l'œil et la bouche étaient tournés à gauche. Mais il ne semble pas que ce soit un cas de paralysie ; il y avait des convulsions dans le côté gauche de la face ; les membres ne participaient pas aux convulsions (1).

En somme, nous ne connaissons pas de fait de paralysie faciale cérébrale isolée, imputable à l'hémorrhagie et nous pensons que ce phénomène doit être encore plus rare que les cas de paralysies corticales par compression de l'hémisphère.

II. — PRONOSTIC

Marche de la paralysie. — D'après les résultats que nous fournissent nos observations, on peut voir que la paralysie faciale spontanée se conduit d'une manière régulière, rapide et généralement favorable. Dans tous les cas, sauf un (Obs. III), l'impuissance musculaire s'est manifestée immédiatement après le traumatisme et on l'a notée aussitôt après l'accouchement. Il pourrait cependant s'écouler un temps plus long entre la compression et son effet. Il n'est pas rare de voir une application de forceps n'amener l'hémiplégie qu'un, et même deux, trois jours après l'intervention. Il est probable que le gonfle-

(1) SARAH MAC NUTT. *Apoplexie des nouveau-nés.* Americain Journal of obstetric, 1885, p. 73.

ment progressif du nerf produit son étranglement dans sa gaine névrilématique et dans l'aqueduc de Fallope.

La durée est variable, mais généralement courte. En ce qui concerne nos observations elle a duré deux jours (Obs. I et V), treize jours (Obs. II).

Le temps est indéterminé dans l'observation IV (Kennedy).

Nous ne faisons pas entrer dans cette évaluation les faits de paralysie corticale; les exemples en sont trop peu nombreux. De plus, dans l'un (Obs. VIII de Tapret) la cause de l'accident fut immédiatement écartée. Contentons-nous de rappeler que dans l'observation de M. Budin (Obs. VII) le phénomène persista dix-sept jours.

Enfin tous les cas ont guéri spontanément.

Le pronostic dépend de l'état histologigue du nerf. — On pourrait donc, sur cette faible statistique, considérer d'un œil absolument rassuré l'évolution de cet accident, si l'on ne devait tirer un enseignement plus conforme à la vérité de ce que montrent les hémiplégies dues au forceps. Si beaucoup de celles-ci guérissent spontanément et vite, il en est d'autres qui s'installent à demeure et quand, après plusieurs années, les parents de l'enfant on vu que « ça ne passait pas », il est trop tard et le traitement n'a plus de prise. Duchenne, de Boulogne, en a rapporté plusieurs exemples.

Les recherches histologiques de Parrot et Troisier nous en ont appris la raison (1). Quand la compression a été assez légère pour produire à peine un peu de congestion du nerf, la paralysie est guérissable. Mais parfois la contusion a été assez violente pour provoquer de la dégéné-

(1) PARROT et TROISIER. *Note sur l'anatomie pathologique de la paralysie faciale des nouveau-nés consécutive à l'application du forceps.* Archives de tocologie, 1876, p. 448.

rescence du bout périphérique. Le nerf est stéatosé; la myéline est remplacée par de la graisse. Il y a même altération des muscles. C'est dans ce cas que le pronostic devient grave et qu'une lésion irréparable succède au traümatisme.

Nous ne pouvons rien dire de l'hémiplégie due à la compression corticale. Si elle était due à une hémorrhagie, elle serait plus grave, encore qu'on ait vu des hémorrhagies intra-cérébrales guérir parfaitement; nous en donnerons la preuve.

III. — TRAITEMENT

Au début, le traitement consistera dans de simples précautions vis à vis de l'œil découvert; des lavages à l'eau boriquée s'il y a tendance à l'irritation et surtout l'occlusion de la paupière à l'aide d'un bandeau.

Si au bout d'une huitaine de jours au plus, on ne voit pas d'amélioration se manisfester, il faut recourir immédiatement à l'électrothérapie.

La nature des courants à employer a été discutée, certains auteurs tenant pour les continus au moins dans la période aiguë, d'autres pour les courants interrompus. La diffusion facile des premiers les faisaient redouter à cause du voisinage du cerveau. C'est là une crainte exagérée, et avec des courants de 8 à 15 milliampères, il n'y a pas de danger. L'emploi du galvanisme n'exclut pas celui du faradisme et quand la paralysie persiste, il y a avantage à alterner les séances de l'une et de l'autre, en ayant soin d'user d'abord d'interruptions rares, c'est-à-dire trois excitations environ par seconde.

PARALYSIE DE LA TROISIÈME PAIRE

Elle est très rare. Paralysie par compression du forceps. — Blépharoptose cérébrale. — Diagnostic avec le ptosis congénital.

Nous n'avons que peu de choses à dire sur cette variété de paralysie dont on n'a d'ailleurs noté qu'un seul symptôme : la blépharoptose.

Paralysie par compression du forceps. — Nadaud cite deux observations très incomplètes de chute de la paupière à la suite d'une application de forceps. « On pourra facilement m'objecter, ajoute-t-il, qu'il y avait plutôt contusion de l'orbiculaire avec œdème ou infiltration sanguine; quoi qu'il en soit, cette paralysie est admise par certains auteurs et M. Galezowski a écrit que « quelquefois le « ptosis vient de naissance, mais il est dû à la blessure « par le forceps et à la paralysie consécutive du muscle « releveur. Dans ce cas l'affection est monoculaire. »

Ces faits sont peu précis.

Nous n'en avons trouvé aucun qui puisse se rapporter au même mécanisme, comme paralysie spontanée.

Nous avons déjà dit ce que nous pensions du cas de Kennedy (Obs. V). Si nous ne l'interprétons pas comme l'auteur, il nous force du moins à discuter la possibilité d'une blépharoptose d'origine cérébrale.

Blépharoptose cérébrale. — Nos observations ont montré la réalité d'une akinésie faciale produite par la compression de l'hémisphère ; pourquoi ne pas admettre une étiologie analogue pour certains cas de chute de la paupière.

Mais cette question est bien mal élucidée encore. Certes une origine corticale de ce phénomène ne paraît pas douteuse depuis les travaux de Grasset, Landouzy (1), Robin (2). Mais le point controversé est la localisation du centre correspondant au releveur de la paupière. MM. Grasset et Landouzy l'avaient placé vers le pli courbe. MM. Charcot et Pitres avaient montré qu'on observe le ptosis tantôt à la suite de lésions du pli courbe et tantôt consécutivement à la lésion de toute autre partie du cerveau.

Surmont en reprenant cette question (3) a passé au crible de la critique toutes les observations publiées de blépharoptose. Il n'en trouve que trois à l'abri de toute attaque; il y ajoute une quatrième personnelle et M. Lemoinne en cite une autre (4).

On ne peut encore assurer le fait, mais il existe des raisons de croire que le lobule du pli courbe commande au releveur de la paupière supérieure.

Il est donc permis de penser qu'au moment de la parturition une hémorrhagie cérébrale limitée ou une compression de l'hémisphère au même point produirait l'accident qui nous occupe.

Ptosis congénital. — Si nous avons insisté sur cette

(1) LANDOUZY. *Archives générales de médecine*, 1877, p. 145.

2) ROBIN. *Thèse d'agrégation*, 1883.

(3) SURMONT. *De la blépharoptose d'origine cérébrale*. Thèse de Lille, 1887.

(4) LEMOINNE. *Blépharoptose cérébrale*. Revue de médecine, 1887, p. 579,

question, c'est que, au cas où elle se présenterait, elle forcerait le médecin à discuter l'existence d'une ptose congénitale et à la distinguer de la ptose obstétricale. « Le ptosis congénital est le type du genre; il peut être unilatéral. Cette paralysie se complique quelquefois d'un aplatissement de l'arcade sourcilière correspondante (Mackensie) ou d'autres malformations congénitales (épicanthus, blépharophimosis). Il s'accompagne quelquefois d'épilepsie (Galezowski).

La cause première de ce prolapsus n'est pas exactement déterminée. On a invoqué un développement imparfait du releveur, son absence complète, un commencement de paralysie du nerf qui anime ce muscle..., nous croyons plutôt à un arrêt de développement du noyau moteur, et ce qui nous confirme dans notre opinion, c'est l'existence de paralysies congénitales étendues à toute la troisième paire sauf l'iris et l'accommodation (Hutchinson) et revêtant les caractères cliniques des paralysies nucléaires » (1).

Pour Landouzy, faisant allusion aux mêmes cas, « il se pourrait que plus d'un trouvât sa raison d'être dans une lésion cérébrale isolée, laquelle devrait à son isolement et à sa minime étendue de n'avoir point attiré vers l'encéphale l'attention des pathologistes » (2).

Chez le nouveau-né, on le voit, le diagnostic ne sera facilité que par la présence d'autres anomalies congénitales accompagnant la blépharoptose. En dehors de cela, c'est la marche seule de l'affection, permanente si elle est congénitale, passagère probablement, mais non sûrement, si elle est accidentelle, qui permettra de distinguer ces deux variétés de paralysie du releveur de la paupière.

(1) Blanc. *Thèse de Paris*, 1886, p. 49.
(2) Landouzy. *Arch. gén. de méd.*, 1877, p. 158.

DEUXIÈME PARTIE

PARALYSIE DU MEMBRE SUPÉRIEUR

PARALYSIE DES MEMBRES SUPÉRIEURS

CHAPITRE PREMIER

Duchenne, de Boulogne, a créé la paralysie obstétricale. — Depuis Erb on connaît la pathogénie des cas les plus nombreux de cette paralysie. — Celle-ci est spontanée ou provoquée. — Paralysie spontanée.

Sans prétendre que les paralysies du membre supérieur chez le nouveau-né aient échappé à l'attention des accoucheurs, il faut reconnaître toutefois que la première étude sérieuse en a été faite par Duchenne, de Boulogne. Sa clinique privée lui avait donné l'occasion d'observer des cas assez nombreux d'impotence du bras chez des enfants de quelques années. Ses interrogations l'amenaient toujours à constater que l'inertie musculaire remontait à la naissance et qu'elle s'était manifestée après des conditions toutes spéciales de l'accouchement, se représentant dans tous les faits offerts à son examen. Les observations que lui soumettaient divers cliniciens le confirmaient dans son opinion ; de là naquit la variété des paralysies obstétricales. En créant la dénomination, il créa un type de lésion nerveuse se traduisant par un ensemble de signes en quelque sorte pathognomoniques.

Si le tableau clinique était à peu près complet, la

pathogénie en était indécise et la thèse de Nadaud reflète cette ignorance par une absence totale d'explication. Il était réservé à Erb de jeter un jour complet sur cette question, en étudiant un sujet parallèle, et la connaissance des paralysies radiculaires a permis d'élucider un point que Duchenne avouait lui-même ne pas saisir.

Mais n'anticipons pas ; une fois nos observations présentées, nous en tirerons les conclusions qu'elles nous imposent et nous verrons si toutes les paralysies obstétricales du membre supérieur reconnaissent la même origine et la même interprétation.

Cet accident se présente dans des conditions très différentes, aussi bien après un accouchement par le sommet qu'après un accouchement par le siège ou une version.

Enfin il peut être spontané ou provoqué.

C'est dans ce dernier ordre que nous passerons en vue les pièces du débat.

PARALYSIE SPONTANÉE

Il s'agit presque toujours de présentation céphalique dans laquelle les épaules ont été plus ou moins comprimées et tassées.

OBSERVATION I (1)

Peu de jours après la naissance d'un enfant fort et bien constitué, né après un travail assez long et assez pénible, la personne chargée de le soigner ayant remarqué une différence entre les deux membres supérieurs, me pria de l'examiner. Les deux bras étaient également développés, mais le droit était comme pendant et se tenait rapproché du tronc. Le moignon de l'épaule paraissait un peu affaissé et moins arrondi. Lors-

(1) JACQUEMIER. *Manuel des accouchements*, vol. II, p. 785, 1846.

qu'on élevait le bras, il retombait comme une masse inerte et, sous ce rapport, il présentait une différence tranchée avec l'autre. Les mouvements de la main, de l'avant-bras, s'exécutaient librement, mais sans que le bras y prît part autrement qu'en se portant en avant et en arrière. Je crus d'abord à une paralysie congénitale du deltoïde et ne prescrivis aucun traitement. Mais au bout de 15 à 20 jours, l'harmonie dans l'aspect et les mouvements s'étant rétablie, je dus supposer que l'accident avait été déterminé par la compression du nerf axillaire contre l'humérus dans le point où il s'accole à la face profonde du muscle deltoïde. En effet, le peu d'épaisseur du muscle à cette période de la vie rend possible une forte compression du nerf après sa réflexion ou de ses rameaux deltoïdiens entre l'humérus et un point de la paroi antérieure du bassin.

C'est là un exemple de paralysie fasciculaire atteignant le nerf circonflexe et due probablement à l'exagération du diamètre bisacromial.

Cette cause peut parfois être assez accentuée pour obliger à secourir la parturiente. On pratique alors des tractions qui sont la cause la plus fréquente des lésions que nous étudions ; nous y reviendrons plus loin.

L'observation suivante est encore un exemple de travail rendu difficile par volume trop grand des épaules. Mais la paralysie produite est plus importante et elle ne paraît pas de même nature que la précédente.

Observation II (1)

Un enfant mâle, né le 8 janvier à la Maternité de Cochin, présentait une paralysie complète du membre supérieur gauche. Cet enfant, très bien conformé et très vigoureux, mouvait avec énergie ses autres membres, mais le bras gauche restait

(1) Polaillon. *Archives de tocologie*, 1875 p. 245.

immobile et, lorsqu'on le soulevait, il retombait inerte le long du corps... L'accouchement avait été naturel.

La mère, âgée de 23 ans, petite, mais avec un bassin bien conformé, mettait au monde pour la seconde fois. Il n'y avait eu, pendant le travail, aucune traction, aucune manœuvre obstétricale.

A un examen minutieux, je ne trouvai sur le corps de cet enfant aucune trace de violence et en particulier le bras et la partie latérale gauche du cou ne présentaient aucune ecchymose ni aucun gonflement.

Il n'y avait pas non plus une luxation de l'épaule qui aurait pu expliquer la distension des nerfs du plexus brachial et la paralysie consécutive. Cependant cette paralysie a eu, dans mon opinion, une origine traumatique. L'enfant dont il s'agit était très volumineux, il pesait neuf livres. La tête s'est dégagée en OIGA ; mais en raison de l'étendue du diamètre des épaules, l'épaule postérieure, c'est-à-dire la gauche, n'a pu se dégager qu'après une compression qui a dû être considérable, au niveau de la partie latérale gauche du cou.

Je pense donc que le plexus brachial a été comprimé et que cette compression, qui n'a pas laissé de traces, a été la cause de la paralysie du bras gauche. Chose remarquable, c'est qu'en interrogeant la mère, elle nous apprit que son aîné était venu au monde avec une paralysje semblable, mais au bras droit.

La paralysie a été passagère. En effet, vers le troisième jour, l'enfant put exécuter quelques légers mouvements spontanés. Lorsque la mère a voulu sortir de la Maternité, dix jours après l'accouchement, nous avons constaté que la paralysie avait disparu, mais que les mouvements n'avaient pas encore acquis tout à fait la même force que celle qu'ils avaient du côté droit.

M. Polaillon fait suivre cette observation de remarques sur lesquelles nous reviendrons à propos du diagnostic et du pronostic.

Pour l'instant, nous ne voulons conserver qu'un point, c'est l'explication de la paralysie.

Le mécanisme est vraisemblable et nous l'acceptons pour vrai. Non seulement il y a eu compression au niveau de la partie latérale gauche du cou (de quelle manière, nous chercherons à l'expliquer plus tard), mais de plus, du fait même de l'amoindrissement forcé et considérable des épaules, il y a eu abaissement de celles-ci et tiraillement des racines du plexus brachial. Il est regrettable que ni la sensibilité, ni l'état individuel des muscles n'aient été interrogés et, à cet égard, ce fait est moins probant que la plupart de ceux qui vont suivre. En tous cas, il s'agit d'une paralysie radiculaire, probablement totale, puisque aucun mouvement n'est noté même dans les doigts.

Au point de vue de la production, une grande différence sépare donc cette observation de la précédente. Dans la première le traumatisme a porté sur un nerf dans sa continuité, au moment même où il va se distribuer à son territoire normal, dans la seconde la violence agit sur les racines d'un plexus, racines qui vont concourir à former plusieurs nerfs et font mouvoir des muscles différents. Cette distinction se montrera encore plus nette dans le courant de l'exposé.

CHAPITRE DEUXIÈME

PARALYSIE PROVOQUÉE

I. — **Présentation du sommet : forceps, crochet dans l'aisselle, circulaires du cordon autour du cou.**
II. — **Présentation du siège. — Extraction de la tête dernière ; dégagement des bras redressés; traction sur un bras.**

Les circonstances dans lesquelles se montre la paralysie provoquée du membre supérieur chez le nouveau-né sont multiples.

On l'observe que l'enfant soit venu par la tête ou par le siège ; mais dans chacune de ces présentations, le mode d'intervention est différent.

Dans un accouchement par l'extrêmité céphalique l'impuissance musculaire reconnaît deux causes : l'application du forceps et l'extraction du fœtus à l'aide d'un crochet, ou plus souvent d'un doigt recourbé en crochet passé dans le creux axillaire. Si l'accouchement s'est fait par le siège, les occasions de traumatismes deviennent plus nombreuses. Dans la majorité des cas, on cherche à dégager la tête dernière et on pèse sur les épaules ou l'on appuie sur le cou, les doigts étant placés en fourche sur la nuque ; une traction directe sur un bras a pu produire le même accident. Enfin, lorsque les bras sont relevés au-dessus de la tête, leur dégagement, entre autres désordres tels que fractures, luxations, a produit la paralysie que nous étudions.

I. — PRÉSENTATION DU SOMMET

Paralysie du bras due au forceps. — Mentionnée par Smellie qui, dans un fait obscur, relate une paralysie bilatérale due à cette cause, cette lésion ne prend rang dans la science d'une façon certaine que depuis une observation de Danyau (1) ; il y avait en même temps paralysie faciale incomplète. La compression de l'instrument était attestée par une eschare linéaire de un centimètre de longueur, siégeant à la partie latérale gauche du col, le long du bord externe du trapèze. Un peu plus tard, M. Guéniot (2) reproduisait un cas analogue et ne différant du précédent que par l'absence de paralysie faciale.

Les faits de ce genre sont assez nombreux, publiés ou non. Aussi ne voulons-nous pas insister sur eux ni reproduire des observations qu'on retrouve partout.

Mais il est deux points essentiels que nous détachons de ces exemples : le symptôme et le mode de production.

« Le membre supérieur pendait immobile sur le côté du corps, l'avant-bras dans la pronation, les doigts demi-fléchis.

« Lorsqu'on le soulevait, il retombait inerte à sa place ; la flexion de l'avant-bras sur le bras était instantanément suivie du retour à l'extension passive ; non seulement aucun mouvement spontané n'avait lieu dans ce membre, mais alors on essayait vainement d'en provoquer en pinçant la peau, etc. (3). » Plus de précision encore nous sera bientôt apportée par les recherches électriques de Duchenne, de Boulogne.

Quant au second point, il nous apprend que le forceps

(1) DANYAU. *Bulletin de la Société de chirurgie*, 1851.

(2) GUENIOT. *Bulletin de la Société de chirurgie*, 1867.

(3) DANYAU. *Loc. cit.* et DUCHENNE, de Boulogne : *Electrisation localisée*, 1872, p. 355.

toujours poussé trop loin a serré le cou vers sa base et que parfois il a été arrêté par l'épaule. Le bec de la cuiller à donc porté dans l'angle rentrant formé par la jonction du cou et des épaules. C'est là un lieu anatomique de première importance dans la question qui nous occupe, nous le verrons plus tard.

Paralysie due à l'application d'un crochet dans l'aisselle. — Qu'il s'agisse d'un instrument, qu'il s'agisse du doigt recourbé en crochet, le mécanisme est le même.

Les épaules sont arrêtées dans le bassin par excès de volume, par défaut de rotation, on va chercher l'aisselle postérieure que l'on accroche solidement et l'on tire. Quels que soient les ménagements pris par l'accoucheur, quelle que soit la lenteur avec laquelle il ait procédé, cette manœuvre peut provoquer une paralysie du bras correspondant.

Tel est le cas de M. Guibout, rapporté par Duchenne, de Boulogne, telles sont les deux observations suivantes :

OBSERVATION III (1)

Il s'agit d'une petite fille âgée de trois ans et demi, dont le corps était tellement volumineux, quand elle est née, qu'elle est restée très longtemps au passage, après la sortie de la tête, et que, pour l'extraire, l'accoucheur, M. Campbell, dut exercer de longues et fortes tractions sur son épaule gauche à l'aide d'un doigt introduit sous son aisselle, à la manière d'un crochet. Elle était menacée d'asphyxie et a été rappelée assez difficilement à la vie. La mère de cette enfant en a eu cinq autres qui ont péri pendant le travail de l'accouchement, rendu très laborieux comme le dernier, par leur volume énorme.

(1) DUCHENNE, de Boulogne. *Electrisation localisée*, 1872, p. 358 et 359

Alors on a constaté que son bras gauche était complètement paralysé.

Cependant les mouvements de ce membre sont revenus en quelques semaines, à l'exception de ceux qui sont produits par le deltoïde, le sous-épineux et les fléchisseurs de l'avant-bras sur le bras. La contractilité électro-musculaire est éteinte dans ces muscles, mais les heureux résultats thérapeutiques obtenus par la faradisation localisée, dans les autres cas, m'ont engagé à en faire l'application et me font porter un pronostic favorable.

Observation IV

Lésions graves du plexus brachial produites par des manœuvres de dégagement du tronc après l'expulsion de la tête. Traitement par les courants continus; notable amélioration du membre blessé (1).

Mme X..., 24 ans, parvenue au terme de sa seconde grossesse, ressent le 1er mai 1887, à onze heures du soir, les premières douleurs de l'accouchement. J'avais déjà accouché cette dame.

Le 2 mai, à quatre heures du matin, la dilatation du col était complète, les membranes rompues et je constatai facilement une présentation du crâne en position occipito-iliaque droite postérieure.

A cinq heures et demie, la tête franchit la vulve, mais reste accolée au périnée malgré l'énergie de la douleur suivante. La sage-femme intelligente et très instruite qui m'assistait, essaya, mais en vain, de dégager le tronc, pendant qu'avec les deux poings, j'exhaussais le siège de la parturiente. Deux minutes s'étaient déjà écoulées pendant ces tentatives et la partie dégagée bleuissait à vue d'œil, sans avancer ; il fallait en finir. Les rôles furent alors intervertis ; la sage-femme vint soulever le siège et je m'occupai de dégager le tronc.

(1) Bailly et Onimus. *Lésions du plexus brachial.* Archives de tocologie, 1878, p. 274.

Confiant dans la manœuvre indiquée par Jacquemier, j'allai accrocher avec l'indicateur l'aisselle postérieure de l'enfant, c'est-à-dire la droite et, en tirant autant que possible en bas et en arrière, je m'efforçai d'abaisser l'épaule et de lui faire franchir la vulve. J'y réussis, mais au prix d'efforts considérables qui eurent malheureusement pour effet de causer différentes lésions du bras dont il va être parlé.

L'enfant, une fille, présentait un développement peu commun ; son poids net à la naissance était de 4,476 gr. ; mais ce qui frappait chez elle, c'était la grosseur du tronc qui contrastait avec une brièveté relative du corps ; c'était un enfant gros et court. Ces proportions sont restées telles aujourd'hui c'est-à-dire au bout d'une année.

L'enfant extrait des voies génitales, je reconnus de suite que le plexus brachial avait éprouvé une attrition des plus fâcheuses. Le bras droit était inerte et les seuls mouvements spontanés que le membre exécutât à ce moment consistaient dans une faible extension de l'avant-bras, dans la flexion des doigts, l'extension de l'annulaire et de l'auriculaire ; tous les autres mouvements paraissaient abolis ; par conséquent, les parties du plexus brachial plus particulièrement atteintes, se trouvaient être les nerfs circonflexe et musculo-cutané, tandis que le nerfs radial, le médian et peut-être le cubital avaient moins souffert. Outre les lésions précédentes, il existait un léger diastasis de l'articulation sterno-claviculaire droite, mais le squelette du membre était intact.

Deux jours après sa naissance, l'enfant était confiée aux soins éclairés de M. le Dr Onimus, qui précisera mieux que je ne puis le faire les troubles nerveux et musculaires survenus dans le membre blessé. Sous l'influence du traitement institué par ce savant praticien, l'état du membre s'est progressivement amélioré ; certains mouvements tout à fait abolis au moment de la naissance ont été recouvrés peu à peu et d'autres mouvements d'abord faibles et imparfaits ont retrouvé de la force et de l'étendue. L'enfant peut avancer la main pour saisir un objet ; elle peut aussi la porter à sa tête. Il est donc aujourd'hui certain que si les fonctions du bras laissent à désirer dans la suite, elles ne seront pas du moins compromises au point de créer une véritable infirmité.

Les suites de couches ont été entièrement naturelles.

L'examen pratiqué par M. Onimus nous apprend que le bras droit était appliqué immobile contre le tronc, dans la rotation en dedans, l'avant-bras étendu sur le bras. La contractilité farado-musculaire était conservée, mais amoindrie pour le triceps brachial et pour les muscles fléchisseurs de la main ; pour les extenseurs des doigts, excepté pour l'annulaire, il fallait employer un courant très fort et c'est à peine si l'on obtenait quelques traces de contraction.

Le deltoïde, le sous-épineux, le biceps et le brachial antérieur, malgré un courant très énergique, ne présentaient absolument aucune contraction.

A partir du sixième jour, on notait la réaction de dégénérescence très nette. Il n'y eut qu'amélioration très lente. Neuf mois après, le deltoïde, à l'exception de sa portion antérieure, restait fort peu excitable à toute espèce de courant.

Pour tous les autres muscles, il y a amélioration très considérable.

Voilà donc un fait très net au point de vue du mécanisme du traumatisme et de la nature ainsi que de l'étendue de celui-ci. La compression dans l'aisselle n'a pas produit une paralysie des branches terminales du plexus brachial, mais une paralysie de ses racines ; ce n'est pas à une lésion fasciculaire que nous avons affaire, mais à une lésion radiculaire et le nom des muscles essentiellement atteints : deltoïde, sous-épineux, biceps, brachial antérieur, nous permet de dire qu'il y a eu paralysie radiculaire supérieure.

C'est la connaissance de ces détails qui nous a fait attribuer à la même pathogénie le cas suivant. Le mécanisme n'est plus le même, car il n'y a pas eu intervention, et l'on pourrait même nous reprocher de n'avoir pas relaté cette observation auprès de celles qui traitent des paralysies spontanées.

Nous en dirons plus loin la raison, et si nous la présentons à cette place plutôt qu'à toute autre, c'est que la cause de paralysie que nous invoquons ne nous paraît pas pouvoir se présenter ailleurs que dans une présentation du sommet.

Nous ne connaissons pas de fait analogue.

Observation V (personnelle)

Accouchement spontané chez une primipare. — Présentation du sommet. — Paralysie radiculaire double du plexus brachial chez l'enfant, par compression de circulaires du cordon.

L'enfant P..., Marie, est née à terme le 2 mai 1886, pavillon Velpeau (Maternité de Cochin), service de M. Bouilly.

La mère est une primipare de bonne constitution, n'ayant jamais fait de maladie antérieure et ne prêtant à aucune remarque du côté de son squelette.

Le fœtus se présentait en O I G A et l'accouchement s'est terminé spontanément après un travail de 18 heures. Cet accouchement a présenté de remarquable le fait suivant dont l'importance, il faut l'avouer, n'a été comprise que plus tard.

La tête était à la vulve depuis un temps assez long, au dire de la sage-femme de service, et elle ne faisait pas de progrès. Les bruits du cœur faiblissaient énormément ; je fus appelé.

Au moment où j'arrivais, une forte contraction faisait sortir la tête ; du sang en assez grande abondance et un peu de méconium s'écoulaient en même temps.

Il y avait une circulaire assez serrée à la base du cou. Le cordon était fortement tendu ; on ne pouvait le faire passer au-dessus de la tête ; il fut coupé et l'accouchement se termina aussitôt.

La femme continuait à perdre un peu de sang ; mais les contractions utérines ne cessèrent pas et le placenta, qui était en partie détaché, fut expulsé rapidement. L'enfant ne donnait pas signe de vie. Mais les procédés d'usage employés pendant près d'une demi-heure lui arrachèrent un cri, suivi bientôt d'autres cris de plus en plus forts ; il était sauvé.

Le nouveau-né pesait 3,140 gr.; il mesurait 49 centimètres de longueur, était bien conformé et ne portait aucune trace de compression par le cordon.

Le placenta pesait 530 grammes. Le cordon, long de 65 centimètres, avait été coupé à 31 centimètres de l'ombilic; sa grosseur était environ comme la moitié du petit doigt.

Le 4 mai, on est frappé de ce que l'enfant, qui tette bien d'ailleurs et ne manifeste aucune souffrance, ne remue pas les bras tandis qu'elle agite parfaitement les jambes. On la déshabille, croyant à une gêne due au maillot; mais libre de tout vêtement, le bébé présente la même immobilité des membres supérieurs.

Tous les mouvements communiqués sont faciles et ne paraissent pas provoquer de douleur,

Rien d'anormal ne se manifeste ni du côté de l'articulation scapulo-humérale, ni du côté de l'humérus et l'on est obligé d'écarter l'idée d'une luxation ou d'une fracture.

Les bras restent pendants le long du corps, en rotation en dedans; le coude est un peu écarté du tronc à gauche; aucun mouvement de flexion ne se produit dans l'avant-bras. Les doigts se fléchissent et serrent le doigt qu'on met dans la main.

L'épaule est complètement immobile à gauche; elle est un peu soulevée à droite.

La sensibilité paraît conservée partout et l'enfant crie quand on la pique.

L'examen électro-musculaire pratiqué le lendemain nous a montré le fait suivant :

Du côté gauche, le deltoïde, le sous-épineux, le biceps, le brachial antérieur, le coraco-brachial et, il nous a semblé, le long supinateur répondent très faiblement à l'excitation des courants induits; ils se contractent sous l'influence des courants continus.

A droite, le deltoïde répond très peu à la faradisation, ainsi que le sous-épineux ; le biceps se contracte assez bien ; tous les autres muscles nous paraissent présenter les réactions physiologiques.

La tête jouit de tous ses mouvements. Le cri est normal.

L'enfant n'a pas de fièvre, pas de convulsions et la mère n'a rien remarqué de semblable dans les heures qui ont suivi la naissance. Jusqu'au 8 mai, cet état persiste sans modification pour le bras gauche. Une amélioration progressive s'est emparée du bras droit où la flexion se prononce de plus en plus facile, mais le deltoïde ne semble pas récupérer ses forces.

Le 8 mai, la santé de la fillette change tout à coup. Une hémorrhagie du cordon ombilical, facilement arrêtée, se reproduit trois fois dans la journée du lendemain. De plus l'enfant a de la fièvre (39°,5 temp. rectale) et les urines sont peu albumineuses. La respiration est précipitée et il y a un peu de diarrhée.

Rien à l'auscultation du cœur ni des poumons.

L'enfant tette encore, mais sans vivacité.

Le 10. On ne note pas de changement dans la paralysie brachiale. Mais l'état général s'aggrave. L'hémorrhagie ombilicale s'est renouvelée et n'a pu être arrêtée que par une pince laissée à demeure. De plus, l'enfant a saigné un peu du nez.

Les urines sont rares et foncées. Le bébé ne peut plus même avaler le lait donné à la cuiller. Le cri est très faible. La température s'est abaissée (38°,6 temp. rectale).

Mort le 11 au matin.

Autopsie. — Pâleur cireuse des téguments.

Les poumons sont pâles et présentent de petites taches hémorrhagiques sous la plèvre ; on retrouve ces mêmes points cruoriques dans l'épaisseur du parenchyme. Un peu de liquide rougeâtre dans les plèvres.

Le *cœur* est pâle, un peu flasque, vide de sang dans ses deux cavités ; le sang des oreillettes et des veines est peu abondant et fluide.

Le *foie* est normal comme poids. Il n'offre rien de spécial à remarquer ; l'examen histologique n'a révélé aucune particularité.

Aux *reins*, la capsule s'arrache facilement ; petit piqueté rouge à la surface de l'organe. A la coupe, congestion générale mais peu accusée.

A l'*ombilic*, les vaisseaux sont ouverts, perméables, à peine adhérents au pourtour de l'ombilic. Un commencement de coagulation se remarque dans la veine ombilicale.

Le *cerveau* est diffluent. Pas la moindre trace d'hémorrhagie.

La *moelle* est intacte à l'œil nu ; aucun signe de foyer sanguin dans son épaisseur ; pas d'épanchement dans le canal rachidien.

La dissection du cou ne décèle aucune lésion du côté des muscles, ni déchirure, ni hématome.

Les racines cervicales du plexus brachial ont été examinées et elles ne présentaient aucune altération ni à droite ni à gauche.

Écartons de ce fait ce qui n'est pas en rapport direct avec notre sujet et discutons seulement la paralysie. Celle-ci était double, mais surtout accusée à gauche et là, elle présentait tous les caractères de la paralysie radiculaire supérieure. Le deltoïde, le sous-épineux, le biceps, le brachial antérieur étaient seuls pris.

C'est ce complexus symptomatique tout spécial qui nous a porté à en rechercher la cause.

Le bassin était normal, le diamètre bisacromial était ordinaire; il ne semblait donc pas avoir existé un traumatisme comme celui que nous a montré l'observation de M. Polaillon. C'est alors que le cordon ombilical nous a paru exercer, en cette circonstance, une action active dans la production de la paralysie.

La circulaire autour du cou avait réduit la longueur du cordon. Le fœtus était non seulement étranglé, mais suspendu par la tige funiculaire. Pris d'une part entre les contractions utérines qui tendaient à le chasser hors des voies génitales et l'insertion du cordon qui le maintenait en place, l'enfant supportait à la base du cou une pression, une poussée d'autant plus forte que la matrice se resserrait avec plus d'énergie. Qu'en est-il résulté ? Deux choses : un décollement du placenta qui a permis à l'accouchement de se faire spontanément et une paralysie des membres supérieurs, que je n'hésite pas à mettre sur le compte du traumatisme opéré par le cordon sur les racines du plexus brachial.

Le cordon était plutôt maigre que gras et l'absence d'une certaine quantité de gélatine de Warthon n'a pas permis à ce coussinet naturel d'amortir le choc.

Cette action d'un agent nocif étranger au mécanisme de la parturition, élément surajouté, véritable accident de l'accouchement en question, nous a poussé à ne pas considérer cette paralysie comme spontanée et à la rapprocher de celles réellement amenées par une intervention.

II. — PRÉSENTATION DU SIÈGE

Dans cette variété de présentation, deux circonstances existent dans lesquelles la paralysie du membre supérieur peut se produire : l'extraction de la tête venant dernière ; le dégagement des bras relevés au-dessus de la tête.

Paralysie dans l'extraction de la tête dernière. — Quand on veut hâter la sortie d'une tête dernière arrêtée dans le conduit pelvi-génital, on accroche en général d'un doigt le maxillaire inférieur pour fléchir la tête et la faire progresser ; on y ajoute souvent une traction exercée sur les épaules au moyen de l'autre main placée en fourche sur la nuque, les doigts indicateur et médius prenant un point d'appui solide à la base du cou sur la clavicule et le scapulum. Quelquefois, sans appuyer sur la mâchoire du fœtus, on fait des efforts en tirant les bras ou en pesant des deux côtés sur les épaules.

Les observations suivantes montrent la nettété de cette cause comme explication de la paralysie.

Observation VI (1)

Le 1er mars 1870, Ch... entre à la Maternité ; 34 ans, multipare, apparence de rachitisme ; à 24 ans, un accouchement naturel.

Les douleurs de l'accouchement commencent le 6 mars à sept heures du matin ; la femme descend à la salle d'accouchement à sept heures et demie ; l'orifice interne offre un diamètre équivalent à celui d'une pièce d'un franc. Les membranes sont entières, la partie fœtale très élevée, irrégulière ; on atteint l'angle sacro-vertébral ; le bassin mesure dix centimètres dans son diamètre sacro-sous-pubien.

Le siège se présente, décomplété en S I D A.

Le maximum des bruits du cœur fœtal se fait entendre à droite au-dessous de l'ombilic. Les contractions sont fortes et rapprochées ; les membranes se rompent spontanément le 6 mars, à 1 heure du soir. Les contractions sont fortes et fréquentes pendant la nuit du 6 au 7. Les battements du cœur subissent des modifications, ils s'accélèrent et se ralentissent alternativement.

Le méconium s'écoule abondamment.

Le 7 mars, à 9 heures du matin, M. Tarnier est prévenu ; la dilatation est presque complète et, en raison des modifications que présente la circulation fœtale, M. Tarnier se décide à terminer l'accouchement par l'application du forceps. La première branche est introduite à 9 h. 45, la deuxième à 9 h. 49 ; des tractions sont faites seulement progressivement. A 9 h. 52 le siège arrive aux parties génitales ; M. Tarnier

(1) Nadaud. *Loc. cit.* (communiquée par M. Tarnier).

sent que le forceps glisse ; l'instrument est retiré, le siège finit de se dégager spontanément, le tronc se dégage, mais les bras se relèvent vers la tête ; le bras gauche est en arrière. M. Tarnier en fait le dégagement et éprouve quelques difficultés ; le bras droit est dégagé avec plus de facilité. La tête ne s'engage pas et reste au-dessus du détroit supérieur.

M. Tarnier place les doigts de la main droite en crochets sur les épaules, pousse la main gauche en arrière et arrive avec peine à placer ses doigts sur le maxillaire inférieur qui est très élevé dans le bassin ; des tractions fortes et prolongées sont faites ; mais la tête ne progresse pas tout d'abord. Quelques instants après, elle franchit le détroit supérieur et arrive ensuite rapidement aux parties génitales externes.

L'enfant, du sexe féminin, est d'un volume médiocre et naît en état de mort apparente ; par l'auscultation on remarque que le cœur se contracte très faiblement et très lentement ; l'insufflation est pratiquée avec succès. Après quelques minutes, l'enfant fait quelques inspirations, naturellement l'insufflation est prolongée pendant un quart d'heure ; la respiration s'établit et l'enfant crie ; des frictions et des bains lui sont administrés dans le but de ranimer la circulation. Le placenta décollé ne s'engage cependant pas ; Mme Callé en fait l'extraction.

Examen de l'enfant une heure après la naissance.

On constate sur la cuisse gauche une ecchymose en forme de fer à cheval allongé, parabolique et ne dépassant pas les limites du membre. En bas et en dehors existe une deuxième ecchymose linéaire, ayant environ trois centimètres de longueur. Sur la cuisse droite, on constate également une ecchymose ayant la même forme, mais dont l'arc se continue de la cuisse sur la poitrine au niveau des deux avant-dernières côtes droites.

Là se trouve une ecchymose horizontale, laquelle, quand les membres sont placés dans la position qu'ils occupaient au moment de l'application du forceps, complète la parabole dont les deux branches existent sur la cuisse. Une légère ecchymose existe au-dessous de la mâchoire inférieure à droite du menton.

En examinant les membres supérieurs, on remarque une immobilité relative mais notable du membre supérieur gauche. Le droit exécute des mouvements variés. En examinant attentivement les deux membres, on note que la flexion de l'avant-bras sur le bras, même en la favorisant par une position dans laquelle la pesanteur pourra l'aider, ne se fait pas du côté gauche ; à droite elle se produit pendant l'examen plusieurs fois de suite. L'avant-bras gauche est en pronation forcée ; les doigts exécutent de petits mouvements comme à droite.

Les avant-bras étant fléchis, on voit que l'extension se fait également bien des deux côtés.

Lorsqu'on fait passer un courant électrique sur le bras, on remarque une différence dans la contraction bien déterminée : à gauche, le mouvement produit est très faible ; en prolongeant l'application le mouvement s'accentue davantage.

L'enfant sent très bien et pousse des cris.

Le lendemain les symptômes observés du côté du bras gauche persistaient moins accusés.

Mort le 8 mars 1870.

AUTOPSIE. — On trouve une infiltration sanguine occupant tout le muscle sterno-mastoïdien droit ; le gauche était normal. Les deux plexus brachiaux, examinés comparativement, n'ont rien présenté de particulier.

EXPÉRIENCE. — Sur la pièce disséquée, en exerçant des tractions sur le bras ou l'épaule, on voyait que les plexus nerveux subissaient une tension extrême, beaucoup plus prononcée que celle que supportaient les vaisseaux axillaires. Le premier effet d'une traction sur le membre est donc cette distension, cette élongation des nerfs du plexus brachial.

OBSERVATION VII (RÉSUMÉE) (1)

Il s'agit de l'enfant d'une multipare chez qui la version fut difficile. Le bras était à la vulve, la main droite, le poignet, et

(1) NADAUD. *Obs. comm.* par M. BAILLY.

le tiers inférieur de l'avant-bras sorti étaient rouges, tuméfiés, fermes.

Extrait par M. Tarnier à la quatrième tentative de version, on fut obligé de peser un peu sur les épaules.

Le bras restait inerte, pendant complètement le long du tronc, insensible à la piqûre, sauf à la partie supérieure du bras.

L'électrisation ne détermine aucune sensibilité dans le bras.

... Près de deux mois après, la motilité n'a fait aucun progrès. Le bras et l'avant-bras sont dans une résolution complète. Pas de mouvements réflexes.

La sensibilité du bras persiste jusqu'auprès du coude en avant ; plus bas, on irrite la peau sans déterminer la moindre expression de douleur.

A ce moment, le malade, adressé à Duchenne par M. Depaul, avait perdu toute réaction électrique dans le deltoïde, le grand dentelé, le biceps et plusieurs autres muscles.

Encore probablement un fait de même nature que le suivant, emprunté à Duchenne, de Boulogne.

Observation VII (1)

En février 1872, Constant B... est amené par M. Panas. Les parents rapportaient qu'en naissant il s'était présenté par les fesses ; accouchement long et laborieux, extraction longue et très laborieuse. Les deux bras étaient complètement immobiles après la sortie ; mais les mouvements sont revenus dans le côté gauche. Pas de traitement.

Atrophie de tous les muscles moteurs du membre supérieur droit et du membre entier, qui est moins long au moins d'un quart que celui du côté opposé.

Bras en rotation en dedans par contraction du sous-scapulaire, écartement du coude en dehors et pronation forcée de la main.

(1) Nadaud. *Loc. cit.* Obs. X.

A l'exploration électro-musculaire, les muscles fléchisseurs de l'avant-bras répondent seuls à l'excitation. Pas de réaction à la région postérieure de l'avant-bras, ni à la main.

Membre d'un froid glacial, violacé ; artère radiale plus petite que du côté opposé ; raideur dans l'articulation scapulo-humérale. Enfin cet enfant présentant tous les symptômes de subluxation postérieure secondaire.

Là aussi on aura tiré sur les bras ou appuyé sur les épaules. Mais le traumatisme a été plus sérieux. Tout le membre est pris, mais ce sont les muscles extenseurs de l'avant-bras qui semblent le plus pris ; ils ne réagissent plus, ce qui permet de croire que les racines inférieures du plexus brachial ont plus souffert que les autres.

Cette observation contient de plus un élément de pronostic que nous n'aurons garde de négliger plus tard.

Enfin nous tentons de placer ici, en le discutant, le fait relaté par M. Hamon (du Fresnay) (1). Nous en avons déjà reproduit une partie quand nous avons étudié les paralysies faciales périphériques partielles (p. 22).

Observation IX (résumée)

Chez un enfant venu par le siège en SIG, il y eut dégagement facile du tronc et des bras. Il n'en est pas de même de la tête dernière que j'ai eu quelque peine à entraîner, malgré la flexion opérée en agissant des doigts sur le maxillaire inférieur.

L'enfant naît en état d'asphyxie blanche ; mais après de nombreuses et longues tentatives, il respire.

Le lendemain matin, l'orbiculaire gauche était paralysé. Il y avait des convulsions.

Il avait dû se produire, au cours des tractions effectuées pour entraîner la tête dernière, une lésion cérébrale imputable en

(1) Hamon du Fresnay. *Paris médical*, 12 nov. 1881, p. 373.

grande partie à la stase sanguine occasionnée par la compression du cordon pendant l'accouchement.

Les convulsions cessèrent bientôt.

Quatre jours après, le bras gauche de l'enfant était frappé de paralysie...

Pour moi, l'origine n'est pas douteuse ; cette affection est de nature traumatique. Elle n'a rien de cérébral...

... Elle avait dû se produire dans les manipulations nécessitées par l'asphyxie de l'enfant, manipulations un peu fortes et rendues évidentes par une large ecchymose occupant la région latérale gauche du thorax et remontant jusque dans la profondeur du creux axillaire....

La cause invoquée par l'auteur est-elle réellement la bonne ? Les tractions longtemps prolongées pour faire sortir la tête me sont beaucoup plus suspectes que la compression du plexus brachial par un épanchement de sang venu dans les conditions indiquées.

Il se peut d'ailleurs que, dans ces manipulations assez peu modérées, le bras ait été fortement tiraillé et alors le mécanisme est le même que si le traumatisme s'est produit pendant l'accouchement.

La présence de cette ecchymose peut nous faire songer à un hématome plus ou moins considérable. Cet accident se montre quelquefois dans l'extraction du fœtus. Mais il est très rare que l'hématome soit assez volumineux pour comprimer le plexus brachial. Fasbender en a pourtant observé un cas (1). L'hématome était gros comme un œuf de pigeon ; il était situé au-dessus de la clavicule droite et amena une paralysie du bras droit qui disparut à mesure que l'épanchement se résorba.

Paralysie après dégagement des bras relevés au-dessus de la tête. — Le redressement des bras est une com-

(1) FASBENDER. *Beit. z. Geb. und Frauenkrank.* 1873.

plication à laquelle on remédie de la façon suivante : en soulevant le tronc du fœtus avec le plat d'une main on glisse les doigts de l'autre main jusque dans l'aisselle du bras postérieur : puis, entourant l'humérus avec les doigts allongés et disposés en attelle, on fait parcourir au membre un grand arc de cercle dans lequel il frotte successivement la face et la poitrine de l'enfant. « En mouchant ainsi le fœtus » on évite autant que possible la fracture que produirait sûrement la déflexion brusque et directe du bras.

Cette manœuvre est quelquefois très difficile, surtout pour le bras postérieur; des luxations, des fractures peuvent en être le résultat; la paralysie du membre supérieur en est aussi parfois la conséquence.

Observation X (1)

La femme L... entre à la clinique le 11 janvier 1872. L'enfant se présente en S I D P.... M. Depaul intervient et exerce des tractions sur le membre inférieur droit, puis sur le tronc. Les bras s'étant relevés sur les côtés de la tête, M. Depaul les dégagea par la méthode ordinaire et sans beaucoup de difficultés ; la tête fut extraite facilement après avoir été fléchie avec deux doigts introduits dans la bouche.....

Quelques jours après on reconnut une paralysie du bras gauche. Examiné par Duchenne, celui-ci reconnut les faits suivants : membre étendu le long du tronc, main fléchie sur l'avant-bras, doigts fléchis dans la main. Le triceps est sain ; le biceps et le coraco-brachial sont paralysés, aussi il n'y a pas de flexion de l'avant-bras sur le bras ; les mouvements d'élévation du membre sont impossibles par suite de la paralysie du deltoïde. Le sous-épineux est paralysé ; aussi son antagoniste, le sous-scapulaire, maintient le membre dans la rotation en dedans.

(1) Nadaud. *Obs. IX.*

Ce n'était pas le premier cas que Duchenne observait, dû à cette cause, et il mentionne dans son livre deux cas qui lui avaient été adressés par Depaul et M. Tarnier.

« Dans les deux cas, les enfants avaient présenté le siège et pour l'extraction du tronc l'abaissement des bras, toujours relevés dans ces circonstances, avait dû présenter quelques difficultés...

« J'ai constaté, chez tous ces enfants, la même attitude du membre supérieur paralysé et les mêmes troubles fonctionnels que je vais exposer.

« L'un des membres supérieurs dont l'avant-bras restait constamment étendu sur le bras, tombait immobile sur le côté du tronc, la main étant dans la pronation par le fait de la rotation de l'humérus en dedans, pendant que le membre supérieur du côté opposé était agité par les mouvements incessants du nouveau-né ; ce membre était notablement moins volumineux que l'autre, surtout au niveau du moignon de l'épaule; le deltoïde, le sous-épineux, le biceps brachial et le brachial antérieur étaient paralysés; la contractilité électrique de ces muscles était abolie... La sensibilité cutanée paraissait normale... »

Observation XI (résumée) (1)

Primipare quoique âgée de 35 ans. — Présentation du siège du fœtus. — Engagement difficile de l'enfant... Traction sur les aines et sur la tête. — Naissance d'une fille en état de mort et ranimée. — Induration sous-cutanée sur les points froissés. — Le tiraillement d'un bras simulant une paralysie congénitale.

Mlle P..., native de Paris, âgée de 35 ans, tempérament lymphatico-sanguin, constitution replète et presque obèse.

(1) Mattei. *Clinique obstétricale*, Obs. XXIV, p. 94.

C'est dans la nuit du 2 au 3 juillet 1856 que le travail commence; le 3, à 6 heures après midi, la poche s'est percée spontanément. Après cette rupture le toucher vaginal a permis de constater la présentation du siège.

Appelé à ce moment, je crois pouvoir annoncer la présence d'un seul enfant, encore vivant et situé en S I G A. Je laisse espérer un garçon...

Voyant que, malgré l'ergot de seigle, le siège ne s'engage pas du tout, je me décide à aller accrocher l'aine avec les doigts. J'y parviens avec difficulté. C'est l'aine gauche que j'ai saisie avec le médius et l'index après avoir passé entre elle et le pubis de la mère. Les tractions faites pendant la contraction ont produit un peu d'engagement.

Mes doigts sont fatigués tant je déploie de force. A 5 heures du matin, le 4, j'accroche l'aine de l'enfant avec un instrument. Quelques tractions modérées ont suffi à dégager le siège; les bras se sont défléchis et il a fallu introduire toute la main pour les dégager convenablement.

Le dos dirigé en avant, j'ai attendu un instant pour voir si je pourrais compter sur l'expulsion spontanée de la tête; mais loin de là; aussi je me suis décidé à l'extraire.

Elle était trop profondément placée pour pouvoir repousser l'occiput d'une main et appuyer sur les saillies de la face avec l'autre, afin de la fléchir et de la mieux extraire; aussi j'ai accroché la mâchoire inférieure et sans faire de violence j'ai pu ainsi extraire cette tête.

C'est une fille de volume ordinaire (3,120 gr.), en état de mort apparente, mais que nous pouvons ranimer par les excitations ordinaires. Elle a l'aine gauche écorchée et les parties génitales légèrement contuses; mais pas de lésions graves, pas de fractures...

Le 7, on m'appelle pour voir l'enfant. Ce qui m'arrête le plus c'est la faiblesse et presque l'immobilité du bras gauche, lequel reste pendant sur le thorax, tandis que le droit exécute tous les mouvements. J'examine avec soin s'il n'y aurait pas une fracture, une luxation de ce membre ou même une forte contusion et je ne trouve rien. On voit que la déflexion artificielle a fatigué les muscles du bras ; aussi je donne de bonnes espérances.

Quand on pince le bras, du reste, l'enfant lui imprime de légers mouvements.

J'ai revu l'enfant le 13. Le bras faible a repris de la force et fait presque les mêmes mouvements que l'autre. Mais je remarque sur le bras malade et sur le cou trois nodosités peu saillantes et grosses comme de petites noisettes. Elles adhèrent à la peau et sont comme roulantes dans le tissu cellulaire sous-cutané. C'est évidemment une induration de tissu cellulaire qui s'est produite sur les points froissés....

Le 17, les indurations du tissu cellulaire ont considérablement diminué. Depuis ce moment, l'enfant est allé de mieux en mieux.

Ces exemples suffisent et nous ne cherchons pas à reproduire tous les cas de ce genre. Ils se ressemblent tous. Citons encore une observation qui se rapproche des précédentes en ce qu'il y a eu déflexion des bras, mais en diffère en ce qu'il n'y a pas eu tentative d'abaissement de ceux-ci.

Observation XII (1)

Présentation du siège décomplété. — Tractions, les bras étant défléchis. — Paralysie double des bras plus prononcée à gauche. — Traitement. — Appareil. — Amélioration.

Mlle Leduc est née le 17 février 1875. L'enfant s'était présentée par les pieds : l'accoucheur ne le croyant pas vivant l'a extrait en tirant vivement sur les membres inférieurs et sans dégager méthodiquement les bras. Cependant l'enfant, quoiqu'un peu cyanosé, fit entendre un cri après la naissance; après quelques frictions la respiration s'établit normalement.

(1) Ducourneau. *Thèse, Paris*, 1876. Obs. XI due à Duchenne, de Boulogne.

Il a été emmailloté et ce n'est que le lendemain qu'on s'est aperçu que les bras étaient immobiles.

L'accoucheur consulté a rassuré la famille tout en reconnaissant que l'immobilité du bras était due aux tractions exercées sur le membre inférieur : il a déclaré qu'il n'y avait aucune crainte à avoir et que l'enfant guérirait complètement.

La paralysie persistant, un médecin de Valenciennes fut appelé qui pensa que cette paralysie devait guérir avec le temps et qu'il n'y avait rien à faire.

L'enfant avait trois mois lorsqu'un nouveau médecin fut consulté ; la mère lui ayant dit qu'elle croyait avoir senti quelque chose de particulier à l'épaule gauche et que celle-ci était démise, le médecin affirma que l'articulation était saine et que la paralysie guérirait d'elle-même. Du côté droit, les mouvements des doigts ont commencé à revenir quelques jours après la naissance et peu à peu ils se sont rétablis dans le membre entier, de telle sorte que vers l'âge de sept mois le membre droit paraissait guéri. Mais à gauche, la paralysie persistait. Les mouvements du bras sur l'épaule, les mouvements d'élévation étaient difficiles et ne se faisaient pas normalement. Il n'existait que quelques mouvements très faibles et très limités de l'index et du médius et un petit mouvement de latéralité de la main en dedans, en adduction.

Vers l'âge de dix-huit mois (toujours du côté du membre supérieur gauche), léger mouvement de flexion de l'avant-bras et d'élévation du bras. En même temps le membre s'est atrophié en masse, principalement l'avant-bras et la main.

Abaissement de la température ; peau violacée.

Le 14 juin, la famille s'est décidée à venir à Paris pour connaître mon opinion. Je dois ajouter qu'à cette époque l'enfant avait été électrisée trois ou quatre mois sans résultat appréciable.

Le jour où l'enfant me fut présenté je constatai :

1° Que des deux côtés, lorsque les membres tombaient le long du corps, les coudes étaient éloignés du tronc, l'humérus était en rotation en dedans. A droite il était facile de l'appliquer contre le tronc et cela avec un effort peu considérable.

Si l'on essayait de porter l'humérus en dehors, cette manœuvre nécessitait un effort assez grand, mais à gauche, ces mouvements communiqués n'étaient obtenus qu'avec la plus grande difficulté. Il existait là un certain degré d'irréductibilité qui ne pouvait être vaincue qu'en procédant d'une certaine manière.

2° Que du côté gauche, en arrière et au-dessous de l'acromion, la tête humérale faisait une saillie, tandis qu'en avant de l'acromion il y avait une dépression.

3° Qu'à gauche l'avant-bras et la main étaient considérablement atrophiés, que les mouvements de la main et des doigts étaient presque complètement abolis. Il n'existait qu'une légère flexion de l'index et du médius pendant les efforts ; que la main était en pronation forcée et que la flexion de l'avant-bras sur le bras s'opérait avec une très grande faiblesse.

4° Qu'à droite, les mouvements d'élévation du bras sur l'épaule étaient très limités quoiqu'ils se fissent avec force ; le bras restait alors en rotation forcée en dedans. Il en résultait que l'enfant ne pouvait présenter à la face que le dos de sa main.

5° Toutes les fois qu'à gauche on réduisait la luxation, on entendait un petit bruit sec. Le bruit se produisait au moment où la tête humérale quittait le sourcil glénoïdien. M. Richet, appelé en consultation avec moi, constata tous les phénomènes que nous venons de retracer.

La faradisation a été appliquée sur les muscles du membre supérieur gauche, la réduction du bras dans l'articulation scapulo-humérale ayant pu être opérée de façon que la tête était rentrée complètement dans la cavité glénoïde ; la réduction a été maintenue par un appareil approprié. Cet appareil consistait en une petite gouttière recevant le bras dans la flexion, tenant l'avant-bras dans la flexion et la main en supination. Une courroie attachée à l'appareil fixait tout le système et le membre lui-même à une ceinture. La rotation du bras en dehors (supination) était augmentée graduellement ainsi que le rapprochement entre le bras et le tronc, de manière à vaincre la contracture du sous-scapulaire. (C'est le seul moyen à employer dans des cas de cette nature, le seul qui produit des résultats satisfaisants.)

Paralysie après traction sur le bras. — Ces cas paraissent de beaucoup les moins nombreux. Smellie en a cité un dans lequel une sage-femme avait déployé la plus grande violence en tirant un bras procident, dans une présentation de l'épaule.

Observation XIII (1)

En 1736........ Les membranes étaient rompues de la veille. Le bras de l'enfant se présentait et était un peu enflé, il y en avait une partie qui était hors de l'orifice externe. Je trouvai que c'était le gauche; je fis examiner toutes ces circonstances à ceux qui étaient présents, dans le dessein d'éviter tout reproche en cas que l'enfant vînt à mourir.

La malade s'étant couchée en travers du lit, sur le dos, j'introduisis avec beaucoup de difficultés ma main gauche entre le bras enflé et la partie postérieure du vagin, jusqu'à l'aiselle; mais il me fallut faire les plus grands efforts pour porter l'épaule et la tête du côté gauche de l'utérus, assez pour me donner la place de porter ma main sur le côté droit le long de la poitrine du fœtus, jusque vers le fond de la matrice où je trouvai les genoux; alors ayant recourbé mes doigts et les ayant posés sous les jarrets, je tirai les jambes dans le vagin.

Comme l'avant-bras était toujours dans le vagin, je ne pus passer un nœud coulant sur les malléoles; mais je fus obligé d'introduire de nouveau ma main; ensuite, repoussant en haut les épaules et tirant alternativement les cuisses en bas, à la fin, avec beaucoup de fatigue, je vins à bout d'élever le corps plus haut. Le bras s'étant retiré du passage, je tirai les jambes hors de l'orifice externe; comme le bassin était large, le corps et la tête furent tirés sans peine.

L'enflure qui était au bras de l'enfant s'apaisa et se dissipa peu à peu par l'application de fomentation et de cataplasmes; mais il fut plusieurs jours sans pouvoir remuer ce membre.

(1) Smellie. *Observations sur les accouchements.* Traduct. Préville. Série XXX, obs. 8.

Un des assistants me dit que voyant que la sage-femme tirait avec beaucoup de force l'enfant, sans pouvoir le sortir, ils avaient été alarmés et n'avaient pas voulu lui permettre de réitérer ses efforts jusqu'à ce que je fusse venu.

Ils croyaient que c'était là la cause de l'enflure du bras lorsqu'il était venu au monde.

Peut-être cette cause doit-elle être invoquée pour l'observation qui suit.

Disons immédiatement que pour les deux faits que nous allons transcrire, les détails obstétricaux font absolument défaut. Mais l'origine de la paralysie est sûre; de plus, la relation des lésions est des plus intéressantes et nous montre la paralysie des nouveau-nés sous un jour un peu différent.

Observation XIV (1)

Paralysie obstétricale du bras droit avec fracture de la clavicule et du col de l'omoplate. — Paralysie plus prononcée à la main et à l'avant-bras. — Analgésie complète de l'avant-bras, de la main et des doigts. — Abolition de la contractilité faradique et galvanique des muscles de la main et des extenseurs de l'avant-bras. — Rétrécissement de l'orifice palpébral; myosis droit; pas de troubles vaso-moteurs de la face; atrophie de la moitié droite de la face.

Un enfant de neuf mois est envoyé à M. Seeligmüller, par M. le professeur Volkmann, avec le diagnostic de paralysie du bras droit consécutive à une fracture du col de l'omoplate et une fracture de la clavicule.

(1) Seeligmuller. *Ueber Lähmungen welche kinder inter partum acquiriren.* Berl. klin Wochen, 1874, p. 517, et in Klumpke (*Revue de médecine*, 1885, p. 750).

Enfant fort, très bien développé pour son âge.

L'accouchement a été extrêmement rapide. Présentation du siège, position des pieds, procidence de la main droite.

Ce ne fut que longtemps après l'accouchement que la sage-femme remarqua que l'enfant ne remuait pas son bras droit.

Plus tard, on reconnut une fracture de la clavicule déjà consolidée, qui n'avait pas laissé de difformité, mais qui toutefois était appréciable par son col.

A mesure que l'enfant grandit, la paralysie du bras droit devint plus évidente. M. Seeligmüller trouva entre le corps de l'omoplate et la tête humérale une pièce osseuse, mobile : l'extrémité articulaire fracturée de l'omoplate. Un raccourcissement et un épaississement de la clavicule droite font conclure à une fracture ancienne de la clavicule. Le bras, enlevé d'un appareil en cuir, pend inerte le long du corps, légèrement fléchi dans l'articulation du coude. Il n'existe pas d'espace anormal entre l'acromion et l'humérus.

Le seul mouvement possible du bras droit est une légère élévation du moignon de l'épaule. Dans ce mouvement, le bras ordinairement dans l'adduction, est porté encore davantage dans la rotation en dedans, l'enfant ayant l'habitude d'approcher le bras de la bouche et de toucher avec les lèvres la peau du bras. Les doigts sont légèrement fléchis. On n'y a jamais remarqué aucun mouvement. Pas d'atrophie des muscles ; pas de diminution de longueur du bras ; pas de troubles des ongles ou de la peau ; pas de trouble de la température du bras gauche. Abolition de la contractilité des muscles de la région postérieure de l'avant-bras et des interosseux.

Diminution des fléchisseurs et des muscles du bras. Les muscles de l'épaule, surtout le trapèze et le deltoïde, se contractent normalement. Abolition de la contractilité galvanique dans les muscles de l'avant-bras, même les fléchisseurs.

Anesthésie complète au-dessous du coude.

Petitesse du bulbe oculaire droit ; rétrécissement de l'orifice palpébral, myosis droit. La pupille réagit toutefois à la lumière. On ne note pas de dilatation pupillaire par le pincement de la peau du dos ou d'aucune autre région du corps.

L'iris de l'œil droit est bleu, et vert à gauche. Dès la naissance l'œil droit a toujours été plus petit.

On ne peut constater aucune différence de la face et des oreilles au point de vue de l'injection cutanée ou de la température ; mais avec la marche de l'affection, on constate une atrophie très nette de la moitié droite de la face.

Après un traitement de plusieurs semaines avec des courants galvaniques et faradiques alternants, on constata quelques mouvements d'extension dans les doigts, surtout dans l'index et l'amélioration des mouvements de l'articulation de l'épaule. Trois mois après la pupille droite n'était plus aussi petite.

Le tableau clinique est, on le voit, différent de celui que nous ont montré les faits antérieurs. Le deltoïde n'est pas le seul pris ; tous les muscles de l'avant-bras et des doigts sont incapables d'aucun mouvement.

Quel est le mécanisme de cette paralysie, ce n'est pas le lieu de le discuter ; il nous suffit de savoir que c'est bien un accident obstétrical et d'en reconnaître les signes. On peut assurer que la fracture de la clavicule n'est pas indispensable à l'ensemble des phénomènes spéciaux que nous venons de voir, et l'observation suivante nous le prouve.

Observation XV (1)

Paralysie du membre supérieur gauche d'origine obstétricale. — Attitude typique de la paralysie obstétricale. — Atrophie plus prononcée à la main et à l'avant-bras. — Conservation de la contractilité faradique. — Pas de fracture de la clavicule. — Rétrécissement de l'ouverture palpébrale. — Myosis.

Heinrich Löv..., âgé de six mois et demi, m'est envoyé le 14 juillet 1875 par M. le Dr Fritsch. Il est le deuxième enfant

(1) Seeligmuller. *Zür Pathologie des symphatious.* Deut. arch. f. Kli. med., 1877, p. 101.

de la même mère. Des neuf sœurs et frères, un seul est mort, les huit autres sont bien portants. L'accouchement dura douze heures, parce que, d'après le dire de la sage-femme, l'enfant aurait eu une mauvaise position. L'enfant naquit cependant avant l'arrivée du médecin, mais resta près d'une heure dans un état de mort apparente. Depuis la naissance jusqu'à quatre semaines après, le bras gauche était paralysé et dans la position typique de la paralysie obstétricale, en rotation interne forcée ; Ce n'est que depuis trois mois que l'enfant porte la main à la bouche. Déjà, le jour de l'accouchement, l'assistant de la policlinique remarqua que l'œil gauche était plus petit que le droit.

Etat actuel, le 14 juillet 1875. Enfant pâle, faible. L'orifice palpébral gauche est beaucoup plus petit que le droit, la pupille gauche n'a que la moitié de la pupille droite. On ne trouve pas d'indice d'une fracture ancienne de la clavicule gauche. Le bras gauche est plus maigre que le droit, surtout au niveau de l'avant-bras et de la main. Les doigts sont constamment fléchis. A la paume de la main, on trouve toujours, malgré de grands soins de propreté, une sueur fétide. Les ongles semblent bien pousser des deux côtés. Le malade porte ordinairement le bras fléchi au coude, quelquefois il pend inerte le long du corps en rotation interne forcée.

La contractilité faradique est conservée partout, même dans les muscles de l'avant-bras.

La mère croit avoir remarqué que l'enfant ne présente des éruptions qu'à la moitié gauche du corps ; il ne présente des excoriations que dans le creux axillaire et le repli fessier gauches. De même un eczéma impétigineux capitis est presque exclusivement limité à la moitié gauche de la tête, et aujourd'hui on trouve dans le voisinage de la bosse pariétale gauche une croûte d'impétigo du volume d'une pièce d'un mark, tandis qu'il n'existe qu'une petite croûte à droite. La mère n'a pas remarqué que l'enfant transpirât plus à gauche qu'à droite, ou fût quelquefois plus congestionné de ce côté.

Remarquons, dans les deux faits qui précèdent, le myosis, le rétrécissement de l'ouverture palpébrale du côté du membre paralysé. Ce sont des indices précieux quand il s'agit de préciser l'étendue et le siège de la lésion.

CHAPITRE TROISIÈME

I. — SYMPTOMES. — La paralysie radiculaire supérieure est la règle; la paralysie radiculaire totale existe. — La paralysie fasciculaire est l'exception.

II. — PATHOGÉNIE.

I. — SYMPTOMES

Nous avons assez fourni d'exemples se rapportant à chacune des circonstances dans lesquelles on a observé la paralysie du membre supérieur chez le nouveau-né pour pouvoir reprendre d'ensemble les phénomènes auxquels cet accident donne naissance. Sauf trois, dont les détails sont assez précis pour les mettre à part (Obs. I, XIV, XV), nos observations nous fournissent les remarques suivantes.

Paralysie radiculaire supérieure. — Immédiatement après l'accouchement, plus rarement un ou deux jours après, on remarque qu'un des bras de l'enfant, plus rarement deux, est immobile. Ce membre pend inerte le long du corps, alors que tous les autres sont agités de mouvements variés et incessants. Aucune motilité dans le bras ni dans l'avant-bras ; seuls les doigts, en général à demi fléchis, se meuvent.

L'humérus est dans la rotation forcée en dedans, le coude est un peu écarté du tronc, l'avant-bras en pronation. C'est là l'attitude typique de la paralysie obstétricale. Au début il n'y a pas de différences entre les masses musculaires du côté atteint et celles du côté sain. Si l'on examine l'enfant longtemps après le début de l'affection, on pourra constater de l'atrophie dans tout le groupe des muscles lésés.

En étudiant de plus près l'état de la motilité, on constate que l'épaule est immobile ou n'est soulevée que par les contractions du trapèze. Aucun mouvement du bras en avant ou en arrière, le deltoïde ne fonctionne pas.

La flexion de l'avant-bras sur le bras est impossible ; mais si, fléchissant artificiellement le bras, on excite l'enfant, on voit que l'extension est possible et que le triceps jouit de son intégrité. Enfin les mouvements de flexion et d'extension des doigts montrent que les muscles antérieurs et postérieurs de l'avant-bras ne sont pas paralysés.

L'interrogatoire électrique des muscles vient préciser l'étendue de la lésion.

Au courant faradique, on constate une diminution, parfois même une abolition complète de réaction pour les muscles suivants : deltoïde, sous-épineux (ce qui explique la rotation en dedans par tonicité d'abord et plus tard contracture du sous-scapulaire), biceps, brachial antérieur, coraco-brachial.

Les contractions de ces muscles sont normales pour le courant galvanique, au moins pendant quelque temps ; à la longue cette réaction peut également disparaître.

La sensibilité est intacte en général.

Pas de troubles trophiques; pas d'altérations calorifiques.

Tel est le tableau qui s'applique à la majorité des cas de paralysie obstétricale des nouveau-nés ; c'est celui qu'on retrouvera le plus ordinairement quand on voudra le chercher.

Ce tableau, disons-le de suite, est celui de la paralysie

radiculaire supérieure; nous en verrons bientôt l'explication.

Paralysie radiculaire totale. — Il est un autre groupe des faits qui répondent à la description suivante dont les observations XIV et XV sont des exemples.

Tout le membre est pris ; la paralysie est flasque et totale. L'anesthésie ne fait jamais défaut à la main, à l'avant-bras ; au bras elle n'existe qu'à la région externe et postérieure ; car la peau de la région interne du bras et celle de l'épaule étant soumise au nerf intercosto-huméral, et à l'accessoire du brachial cutané interne, échappent à une lésion rigoureusement limitée au plexus brachial.

Les réactions électriques sont les mêmes que plus haut pour les muscles atteints.

Mais outre les troubles moteurs, on aura plus souvent des troubles trophiques cutanés, des modifications de circulation, de calorification, etc.

Enfin une des particularités les plus intéressantes de la paralysie, c'est qu'elle peut s'accompagner de phénomènes éloignés et portant sur l'œil et la face du même côté que le membre malade.

Les phénomènes oculo-pupillaires consistent dans le rétrécissement de la fente palpébrale ; l'œil est donc plus petit. De plus la pupille est plus petite que celle de l'œil sain et le myosis peut être assez accentué. Cet ensemble répond au type morbide de la paralysie radiculaire totale.

Nous ne connaissons pas d'observation qui nous permette de dire que le nouveau-né puisse, à la suite de manœuvres obstétricales, présenter une paralysie radiculaire inférieure du plexus brachial.

La paralysie fasciculaire est l'exception. — Le troisième aspect sous lequel se montre la lésion du membre est celui de la paralysie fasciculaire.

Notre observation I fait partie de cette variété. Un nerf étant blessé, tous les muscles desservis par ce nerf et situés au-dessous de la blessure sont atteints dans leur fonction. Il est donc facile, une fois connu la distribution de chacune des branches terminales du plexus brachial, d'imaginer les signes que fournira la paralysie de chacune de ces branches.

Nous n'insisterons pas sur ces symptômes; d'abord il serait fastidieux et inutile de faire à propos de chaque nerf la nomenclature des muscles du bras, de l'avant-bras et de la main; ce sont des faits anatomiques connus de tous et les faits cliniques s'en déduisent trop aisément pour nous y arrêter. Ensuite et surtout, à part l'observation de Jacquemier qui nous prouve que le deltoïde seul était pris du fait de la compression du nerf circonflexe, nous ne connaissons pas un seul cas détaillé et pourvu de l'examen électrique qui puisse nous affirmer l'existence de la paralysie fasciculaire d'origine obstétricale chez le nouveau-né.

Nous pouvons donc poser en principale que toute paralysie obstétricale provoquée n'est jamais fasciculaire.

II. — PATHOGÉNIE

N'est-ce pas, a *priori*, chose remarquable que de voir des modes de violence très divers produire une lésion identique. Qu'on applique le forceps un peu bas sur le cou, qu'on comprime le creux axillaire avec le doigt recourbé ou un véritable crochet, qu'on abaisse un bras redressé ou qu'on tire fortement sur le cou en pesant sur les épaules, on est exposé à produire une paralysie dont la caractéristique est l'inertie d'un groupe musculaire bien défini : deltoïde, biceps, brachial antérieur, coraco-brachial, souvent le sous-épineux et quelquefois le long supinateur. Nous verrons bientôt que d'autres muscles peuvent être pris. En vertu de quelle loi, des muscles qui ne reconnaissent pas la même innervation, sont-ils atteints?

On sait, en effet, que le deltoïde est animé par le circonflexe; le biceps, le coraco-brachial, le brachial antérieur par le musculo-cutané. Quant au sous-épineux il reçoit le nerf sus-scapulaire, branche collatérale du plexus brachial, partant de l'angle de réunion de la cinquième avec la sixième paire cervicale.

Duchenne, de Boulogne, qui avait si bien su reconnaître l'entité clinique de la paralysie obstétricale, terminait sa description par ces lignes : « Je laisse à d'autres le soin de rechercher en vertu de quelle raison anatomique les mêmes muscles (le deltoïde, le sous-épineux, le biceps brachial et le brachial antérieur) sont constamment paralysés dans les manœuvres obstétricales. Le fait est intéressant, mais la place me manque pour l'étudier » (1).

Cette lacune a été comblée.

En 1874, au Congrès des naturalistes de Heidelberg, Erb lut une note « sur une localisation particulière de paralysie dans le plexus brachial » (2). Il racontait quatre cas où des traumatismes différents avaient produit chez des adultes la paralysie du deltoïde, du biceps, du coraco-brachial et du long supinateur. En se basant sur les connaissances anatomiques déjà acquises et sur des recherches propres, il concluait que les muscles compromis étaient sous la dépendance des cinquième et sixième nerfs cervicaux. Il fallait le prouver; l'exploration électrique lui vint en aide. En excitant, avec une électrode très fine un

(1) Duchenne. *Loc. cit.*, p. 359.
(2) Erb. *Verhand des Heidelberg, naturhist. med. Verein*, 1875.

point précis, situé entre les deux chefs des scalènes et correspondant à l'émergence des cinquième et sixième nerfs cervicaux, il réussit à faire contracter simultanément le deltoïde, le biceps, le coraco-brachial et les supinateurs, tandis que les autres muscles restaient au repos. Erb en conclut que « c'est en un point du plexus brachial avoisinant les scalènes que se trouvent réunis les filets moteurs qui sont constamment paralysés dans ses observations ». Ce lieu anatomique est suffisamment précis et il est connu de tous sous le nom de : point d'Erb ; il est exactement situé à deux ou trois centimètres au-dessus de la clavicule, immédiatement en dehors du bord postérieur du sterno-cléido-mastoïdien, au niveau du tubercule antérieur de l'apophyse transverse de la sixième vertèbre cervicale.

Ce point et ses relations de distributions devaient être contrôlés par plusieurs auteurs.

Féré a disséqué des fœtus et des nouveau-nés. « Au point de vue anatomique, on ne peut pas admettre un seul instant que chez l'homme les paires nerveuses aient toujours une même constitution identique chez les divers individus ou symétrique chez le même sujet, et qu'elles donnent toujours une même proportion de fibres aux mêmes troncs nerveux. De toutes les dissections faites, le seul point qui soit établi, c'est que chaque paire nerveuse fournit à plusieurs nerfs dans des proportions variables et que chaque nerf reçoit de plusieurs paires nerveuses un nombre de filets variables suivant les sujets. (C'est ce qui résulte en comparant les résultats fournis aux divers anatomistes qui se sont occupés de la question, notamment en ce qui concerne le plexus brachial » (1). L'auteur confirme en grande partie les recherches de

(1) FÉRÉ. *Revue critique sur les plexus.* Archives de neurologie, 1883, p. 332.

Krause et conclut pour le plexus brachial que les cinquième et sixième nerfs cervicaux donnent le musculo-cutané (biceps, brachial antérieur, coraco-brachial), le circonflexe (deltoïde), les nerfs des muscles sus et sous-épineux, grand rond, grand dorsal, grand pectoral et grand dentelé.

Il est des cas, en effet, où la paralysie envahit tous les muscles que nous venons de nommer et ne s'en tient plus au groupe minimun que nous avons trouvé dans nos observations ; ce dernier mode porte le nom de type Duchenne-Erb.

Des expériences physiologiques sont venues d'autre part confirmer les données d'Erb et corroborent les dissections de Féré. Ferrier et Yeo (1), Forgues (2) ont montré que l'excitation des cinquième et sixième nerfs cervicaux produit chez le singe la contraction des muscles deltoïde, biceps, brachial antérieur, long supinateur, grand dentelé, grand pectoral et grand dorsal.

Tant de preuves suffisent et nous montrent que les faits qui les ont suscitées sont analogues aux nôtres. Il s'agit dans tous les cas de paralysies radiculaires. Erb avait émis déjà cette idée lors de sa communication. L'ensemble de nos faits ne sert qu'à confirmer cette opinion.

Il ne restait qu'à interpréter la manière dont se produisait la lésion du point d'Erb pendant l'accouchement.

Or, cela est facile et nous trouvons les occasions analogues de traumatisme dans la pathologie de l'adulte.

Si nous reprenons successivement les différentes circonstances dans lesquelles la paralysie obstétricale se produit, qu'observons-nous ?

D'abord un fait de paralysie spontanée due à l'exagéra-

(1) Ferrier et Yeo. *The fonctionnal relation of the motor roots of the brachial and lombo-sacral plexuses.* Procedings of the Roy. Soc., 1881 vol. XXXII, p. 12.

(2) Forgues. *Thèse de Montpellier*, 1883.

tion de volume des épaules. Le diamètre bisacromial est en moyenne de 12 centimètres et il se réduit facilement jusqu'à 9 centimètres et demi. Mais s'il est supérieur à ce chiffre, la compression devient plus énergique ; les clavicules sont repoussées l'une contre l'autre et comme elles sont maintenues en avant par le sternum, c'est en se reportant en arrière vers la colonne vertébrale qu'elles s'effacent.

Comment, dans ce cas, ne pas songer à l'interprétation de Hödemaker parlant des paralysies radiculaires consécutives à une chute ou à un choc sur l'épaule ? Pour lui, la clavicule est repoussée et rapprochée du rachis. Sa partie moyenne qui croise les apophyses transverses des sixième et septième vertèbres cervicales, comprime alors les cinquième et sixième nerfs cervicaux au point de leur réunion ou dans le voisinage de ce point.

Quand il y a eu intervention, le mécanisme est toujours le même.

Y a t-il eu application de forceps ? La paralysie est due à la même influence que si elle se manifeste à la suie d'une plaie contuse de la partie latérale du cou, comme dans le cas de Duchenne (1), ou même d'une simple contusion du cou qui amena trois jours seulement après une inertie complète du groupe, ainsi que le rapporte Remak (2).

On pourrait être surpris que l'application d'un crochet ou du doigt dans l'aisselle provoque une paralysie radiculaire et non une paralysie fasciculaire. Il en est toutefois ainsi. Les nerfs ne sont pas comprimés dans le creux axillaire. Les efforts de traction ont seulement pour effet de faire remonter la clavicule vers le cou et de léser les cinquième et sixième nerfs cervicaux.

Quand à notre fait de compression par le cordon, il

(1) DUCHENNE. *Loc. cit.* Obs. XXII.

(2) REMAK. *Berlin Klin. Woch.*, 1877, n° 9, p. 116.

trouve son analogue dans le cas suivant : « Un homme supportait un piano avec une courroie embrassant l'épaule droite. Il ressentit un endolorissement dans la région sus-claviculaire et quelques jours après on constatait une paralysie du deltoïde, du biceps, du brachial antérieur et du long supinateur » (2).

L'application des doigts en fourche sur la nuque lèse directement le point d'Erb par la pression des doigts, et comme l'indicateur a en général plus de force que le médius, c'est du côté de son point d'appui que siégera plus souvent la faiblesse musculaire.

Quant à la pesée sur les épaules, à la traction directe sur les bras, elle produit un tiraillement de tout le plexus et surtout des branches supérieures de celui-ci. Le mécanisme est le même que dans les paralysies consécutives au port d'un fardeau trop lourd sur l'épaule.

Mais dans ce cas de tiraillement, on est alors exposé à avoir plutôt des paralysies radiculaires totales.

C'est probablement ce qui est arrivé dans les deux cas de Seeligmüller dont l'un comporte une fracture de la clavicule et du col de l'omoplate (Obs. XIV).

Rappelons en passant que les phénomènes oculo-pupillaires, observés dans les paralysies totales, ou radicules inférieures ont une pathogénie à peu près élucidée aujourd'hui.

Ce sont des troubles dépendant du grand sympathique et ceux-ci ne peuvent se produire que s'il y a lésion du rameau communiquant du premier nerf dorsal (2). La position profonde de ce filet nerveux explique la rareté de la complication et sa production à l'occasion de plaies pénétrantes ou de fractures de la clavicule.

(1) MARTIN BERNHARDT. *Zeitschrift für Kl. med.*, 1882, p. 414.

(2) KLUMPKE. *Paralysies. rad. du pl. brachial.* Revue de médecine, 1885.

CHAPITRE QUATRIÈME

I. — **PRONOSTIC. — Marche. — Complications (atrophie musculaire. — Contracture du sous-scapulaire. — Subluxation sous-acromiale. — Troubles trophiques).**

II. — **DIAGNOSTIC. — Paralysie compliquant une luxation, une fracture. — Paralysie d'origine cérébrale. — Paralysie infantile.**

III. — **TRAITEMENT. — Application de l'électricité dans un bref délai.**

I. — PRONOSTIC

Lorsque Danyau, puis Guéniot publièrent leur cas de paralysie du bras après application du forceps, ils avaient entrevu d'une façon favorable l'évolution de cette lésion. En cela ils se basaient sur ce qui arrive dans la paralysie faciale de même cause.

Déjà Blot, dans son rapport sur le fait de Guéniot, avait exprimé les réserves les plus prudentes et l'avenir a montré qu'il avait eu raison.

Duchenne surtout a insisté sur ce point, et de même qu'il a prouvé que la paralysie faciale du nouveau-né est loin d'être toujours bénigne, il a aussi mis en évidence la persistance et les accidents ultérieurs de la paralysie obstétricale du bras. Il suffit, pour s'en convaincre, les faits nombreux (et nous en avons rapporté quelques-uns) dans lesquels il s'agit d'enfants de trois, sept, de neuf ans et plus dont on n'a pas soigné dès le début l'impuissance musculaire et qui possèdent un membre inutile.

Pourtant il ne faut pas être trop pessimiste et assombrir l'avenir d'une façon exagérée. Il est de ces paralysies qui guérissent spontanément et rapidement. Les observations I, II, XI, XIII en sont la preuve. Et combien d'autres cas ne sont pas publiés, précisément parce que la guérison a été rapide et qu'on a regardé l'événement comme une chose de peu d'importance.

Mais il faut avouer que la majorité des exemples que nous avons donnés, nous force à voir dans l'accident une lésion sérieuse et qui mérite l'examen approfondi du médecin. Nous sommes en effet en présence d'un traumatisme qui atteint un nerf dans ses racines ou dans son trajet. Suivant l'intensité de l'altération nerveuse, il y aura simple parésie ou paralysie légère disparaissant d'elle-même dans l'espace d'une vingtaine de jours. Le nerf est-il atteint plus profondément, il y aura dégénérescence secondaire du bout périphérique de ce nerf et dégénérescence des muscles qu'il nourrit.

Or c'est sur la réaction électrique de ces muscles, même avant toute complication secondaire, que peut se baser la connaissance de l'étendue de la lésion et par suite le pronostic. Dans les cas légers, il y a à peine altération de l'excitabilité faradique. Plus la compression nerveuse a été forte, plus la réaction diminue.

Voici, par exemple, ce qu'écrivait M. Onimus à propos de notre observation IV.

« Les muscles complètement paralysés étaient le deltoïde, le sous-épineux, le biceps et le brachial antérieur et les muscles ne répondaient absolument pas à l'excitation des courants induits, tandis qu'ils se contractaient sous l'influence des courants continus. De plus, comme pour certain cas de paralysie périphérique et surtout pour la paralysie faciale, non seulement les courants continus déterminent des contractions, alors que les courants induits n'en donnent pas, mais le courant peut-être moins fort que pour les mêmes muscles homologues sains.

« Ces phénomènes permettent d'affirmer que les filets nerveux sont détruits jusqu'à leur extrémité musculaire et qu'il y aura une période de contracture qui surviendra au moment où apparaîtront les premiers mouvements volontaires. Quand, deux mois après, on remarque une diminution considérable dans l'excitabilité galvano-musculaire après augmentation de cette même excitabilité, on peut dire que c'est un signe favorable, car en même temps apparaissent quelques mouvements volontaires. C'est pour des cas analogues de paralysies traumatiques que Duchenne, de Boulogne, a pu avancer qu'il pouvait y avoir retour de la contraction volontaire sans qu'on puisse y déterminer de contractions par les courants électriques. »

Complications. Atrophie musculaire. — Le pronostic dépend aussi du temps qui s'est écoulé depuis le début de la paralysie ; car les complications arrivent et le traitement a d'autant moins de prise. Au bout d'un certain temps variable suivant le degré du traumatisme, l'atrophie s'empare des muscles immobiles. Les masses charnues s'affaissent ; le moignon de l'épaule s'aplatit et le bras amaigri paraît d'autant plus écarté du tronc. Les autres muscles non paralysés s'atrophient aussi en partie à cause de leur inaction ; le triceps brachial paraît surtout atteint ; les muscles de l'avant-bras s'amoindrissent à la longue.

Puis il est deux conséquences de la paralysie obstétricale : la subluxation sous-acromiale et la contracture du sous-scapulaire.

Contracture du sous-scapulaire. — L'inertie du sous-épineux permet, dès le commencement, la rotation en dedans de l'humérus par simple tonicité du sous-scapulaire; mais plus tard ce muscle se contracture, accuse davantage la rotation en dedans et présente un obstacle nouveau contre lequel il faut lutter lors du traitement. Cet état du muscle favorise de plus la complication dont nous allons parler, la subluxation sous-acromiale.

Subluxation sous-acromiale. — La luxation sous-acromiale, qui est toujours incomplète, dépend également du défaut de résistance de la ceinture musculaire scapulo-humérale. Le bras pendant tiraille ses ligaments; les muscles ne maintiennent plus la coaptation des surfaces articulaires ; les rotateurs internes du bras favorisent la déviation par leur tonicité et leur contracture et la luxation se produit. Ajoutons qu'en général ce n'est pas une complication sérieuse et la guérison de la paralysie amène celle de la subluxation.

Voici pourtant un cas où la guérison a été regardée comme impossible; le traitement n'avait été institué que dix mois après le début de la paralysie.

OBSERVATION XVI (1)

Due à l'obligeance du docteur CHRYSAPHS

Présentation de l'épaule. — Version. — Manœuvres intempestives et imprudentes. — Lésions graves caractérisées par une paralysie complète des muscles du bras et de l'épaule des deux côtés avec subluxation en arrière des deux têtes humérales. — Appareil spécial. — Faradisation localisée. — Amélioration, mais guérison complète considérée comme impossible.

L'enfant nous a été présenté à l'âge de dix mois. Ses parents interrogés donnent des détails tendant à nous faire supposer

(1) DUCOURNEAU. *Thèse, Paris*, 1876. Obs. XII.

que des manœuves violentes et intempestives ont été pratiquées pendant l'extraction.

Nous avons constaté les phénomènes suivants :

Paralysie double du deltoïde avec atrophie complète de ces muscles, paralysie avec atrophie des deux côtés du muscle biceps beaucoup plus prononcée à gauche qu'à droite. Les deux triceps sont paralysés, mais on constate encore la présence de leurs fibres ; elles ne répondent pas à l'excitation électrique. Paralysie et atrophie des muscles sus et sous-épineux e petit rond.

Conservation de tous les muscles de l'avant-bras.

Conservation de la sensibilité, sauf à la région deltoïdienne où elle existe à peine.

Contracture des deux sous-scapulaires déterminant la rotation en dedans des deux humérus avec *subluxation* de la tête des deux os parallèles sur le bord postérieur de la cavité glénoïdienne. En même temps que les deux mains sont amenées dans la pronation, les deux bras pendent le long du corps. Les doigts exécutent tous les mouvements, mais ceux-ci ne sont pas assez énergiques pour que l'enfant puisse s'en servir.

Traitement. — Application de courants faradiques à intermittences lentes (courants de la première hélice) durant cinq à dix minutes, trois fois par semaine.

Après deux mois de ce traitement, application de courants continus d'intensité moyenne, pendant cinq minutes et répétées deux fois par semaine.

Nous appliquons ensuite un appareil dont voici la description. Nous avons pris un bandage de cuir formant une demi-gouttière d'environ 2 millimètres d'épaisseur destinée à s'appliquer contre la partie postéro-externe du bras. Une seconde gouttière venait s'appliquer contre la partie postérieure de l'avant-bras de façon à constituer une gouttière inférieure. La gouttière supérieure était réunie à l'inférieure par deux tiges plates en acier allant former au devant de l'articulation du coude une charnière destinée à permettre les mouvements d'extension et de flexion de l'avant-bras sur le bras. La partie antérieure du membre était protégée et retenue par un manchon très simple en peau de gants, lequel après avoir tapissé la face interne de la gouttière, venait déborder les bords de cette dernière et se réunir à la partie antérieure du membre à l'aide d'un lacet qui permettait de serrer à volonté comme on fait d'un corset. Ce manchon permettait d'exercer une pression douce sur toute la surface du membre et empêchait le glissement de la gouttière selon l'axe du bras, ce qui permettait d'amener la rotation de l'humérus en dehors et de l'y maintenir de la manière que nous l'expliquerons plus bas. La gouttière venait se perdre en haut et en arrière de la région deltoïdienne en formant à ce niveau une sorte de capuchon comprenant dans son épaisseur une petite pelote destinée à s'appliquer contre la partie postérieure de l'articulation de manière à maintenir la réduction de la tête humérale.

Sur le bord du capuchon venait s'attacher une bande de peau de gants, très fine, qui allait se réunir au niveau de la colonne vertébrale à celle du côté opposé, au moyen d'un lacet de manière à les rendre connexes.

Le but de l'appareil était celui-ci : serrer fortement le lacet de manière à amener la rotation de l'humérus en dehors et à contre-balancer ainsi l'action du sous-scapulaire. Pour empêcher en outre l'enfant de garder l'avant-bras dans l'extension et dirigé verticalement en bas, on a attaché deux petits élastiques sur le bord de chacune des deux gouttières supérieure et inférieure de manière à maintenir l'avant-bras en demi-flexion sur le bras.

Résultat du traitement. — Amélioration caractérisée par l'augmentation du muscle triceps des deux côtés, du biceps du côté droit, mais pas d'amélioration du côté des deltoïdes. Ces muscles étaient presque complètement atrophiés. Toutefois, avec le temps, il pourrait se faire que quelques-unes de leurs fibres vinssent à se développer. Le malade peut encore, grâce aux élastiques, déterminer une légère flexion de l'avant-bras sur le bras.

Troubles trophiques. — Les troubles trophiques paraissent venir assez rarement joindre leurs désordres à ceux de la paralysie.

Nous les avons constatés dans l'observation VIII où tout le membre plus petit que le sain était violacé et d'un froid glacial.

Dans le fait de Seeligmüller (Obs. XV) il y avait sueur fétide localisée à la main paralysée. Il ne semble pas non plus qu'une hyperadipose dystrophique jette son masque sur les ravages de l'atrophie. Tout cela est l'exception, au moins dans la paralysie radiculaire supérieure.

En somme, on peut dire, d'une façon générale, qu'une paralysie qui n'a pas guéri spontanément au bout d'un mois est une paralysie destinée à rester permanente si on n'intervient pas. D'ailleurs, dans aucun cas, il n'est prudent d'attendre ce moment pour agir.

On a remarqué que tous les muscles atteints ne récupèrent pas leur fonction avec la même rapidité, que l'amélioration soit spontanée ou non.

C'est le biceps qui, le plus souvent, est le premier restauré, la dernière place forte de la paralysie siège aux deux tiers postérieurs du deltoïde.

II. — DIAGNOSTIC

En abordant ce chapitre, nous trouvons au premier rang les impotences provoquées par les traumatismes portant sur les os ou les articulations.

Ces accidents, sans être très fréquents, se présentent surtout dans les circonstances qui peuvent le mieux déterminer les paralysie du plexus brachial et il s'agit de les reconnaître.

L'examen minutieux des jointures, de la scapulo-humérale principalement, puis des fûts osseux du bras et de l'avant-bras, montrera l'état des parties.

Paralysie compliquant une luxation. — Le difficile

semble être de ne pas laisser échapper la luxation aussitôt qu'elle s'est produite ; et, à en croire Duchenne, plusieurs fois cette faute a été commise ; ce n'est que plus tard seulement qu'on a remarqué chez l'enfant l'impossibilité de se servir de son bras.

La luxation, en effet, se complique de paralysie soit à cause du peu de mobilité même de l'épaule condamnée forcément au repos, soit à cause de la compression des branches du plexus brachial.

Observation XVII (1)

En mars 1857, un jeune garçon, nommé Bigot, âgé de six ans, m'est présenté pour être traité d'une paralysie congénitale du membre supérieur droit. Les mouvements de ce dernier étaient, en effet, tellement gênés depuis sa naissance qu'il ne pouvait s'en servir. Tous les muscles répondaient normalement à l'excitation électrique. Son épaule droite était déformée ; l'attitude du membre supérieur de ce côté était anormale.

On remarquait sur la face postérieure du moignon de l'épaule, un peu au-dessous de l'angle postérieur de l'acromion, un relief arrondi qui indiquait, dans ce point, la présence de la tête de l'humérus ; ce que, du reste, on reconnaissait parfaitement par le toucher, En avant le moignon de l'épaule offrait une dépression sous-acromiale légère, mais sans relief apparent de l'apophyse coracoïde, et l'on ne retrouvait plus la tête de l'humérus dans sa place normale. Cette tête de l'humérus paraissait être à cheval sur le bord postérieur de la cavité glénoïde. Elle n'était certainement pas dans la fosse sous-épineuse ; on se l'expliquait difficilement ; mais ce qui était incontestable, c'est qu'elle est restée aussi incomplète pendant six ans. Le coude porté un peu en avant était écarté du corps et ne pouvait en être rapproché ; les tentatives faites pour l'obtenir provoquaient de la douleur.

(1) Duchenne. *Loc. cit.* Obs. XLIV.

L'humérus était maintenu dans la rotation en dedans et l'on ne pouvait lui imprimer mécaniquement le moindre mouvement en sens contraire, sans arracher des cris à l'enfant. L'avant-bras était un peu fléchi sur le bras, sans que l'on pût l'étendre complètement. Les mouvements volontaires du bras étaient faibles et limités comme ceux de l'avant-bras. La contractilité électrique était partout un peu diminuée.

Et Duchenne mentionne sept autres cas analogues dans lesquels on constatait des luxations sous-acromiales obstétricales, suivies d'une paralysie limitée dans quelques muscles du membre correspondant. Dans tous les cas l'étiologie de l'accident paraissait évidente. Les parents disaient bien que l'accouchement avait été laborieux, qu'il avait falllu tirer fortement en passant le doigt recourbé en crochet sous l'aisselle de l'enfant et que le bras pris comme point d'appui avait été privé de mouvement dès la naissance.

Dans le cas précédent, le traitement est venu confirmer le diagnostic. Traité chirurgicalement, c'est-à-dire sur la réduction de la luxation, l'enfant a guéri rapidement d'abord de sa déformation qui ne s'est plus reproduite, puis en partie de la paralysie grâce au traitement faradique.

On ne peut manquer d'être frappé d'une chose en lisant les observations de Duchenne. C'est leur identité portant sur le genre de la luxation (sous-acromiale), sur le peu de degré de celle-ci (simple subluxation), sur la facilité de la réduction malgré l'espace de temps, parfois fort long, écoulé depuis l'accident (jusqu'à six ans), enfin l'intensité assez grande des troubles nerveux consécutifs ou réputés tels.

« Si l'on excepte la luxation sous-claviculaire, on ne peut admettre que la tête humérale vienne se mettre en rapport avec les nerfs du plexus. Or, comme d'autre part, ces paralysies s'observent quelquefois à la suite d'une simple contusion de l'épaule, sans luxation, il est plus rationnel de penser que cet accident est dû, soit à une simple commotion du plexus brachial, soit à une compression des nerfs de ce plexus contre la première côte et la clavicule abaissée par un choc violent ou un brusque mouvement » (1).

Sans méconnaître la valeur de notre observation XVII dont nous admettrons l'interprétation (et il faudrait bien se garder d'en nier la possibilité), nous pensons qu'il faut être très réservé sur la filiation des événements. Nous avons vu que la subluxation sous-acromiale est une des complications de la paralysie radiculaire; mais les deux éléments peuvent être contemporains et la compression du creux axillaire qui aura a moitié chassé la tête humérale de sa loge peut bien être la même qui ait produit la paralysie.

Le doute d'ailleurs ne peut exister que s'il y a paralysie radiculaire totale. Dans le cas de paralysie radicuculaire supérieure, le nom des muscles atteints et surtout l'état du sous-épineux suffisent à prouver que la déformation est au moins simultanée.

Paralysie compliquant une fracture. — De même que les luxations, les fractures par un mécanisme facile à concevoir, agissent sur les nerfs voisins du point brisé. Là encore la paralysie périphérique reconnue à ses signes ordinaires, il s'agira de remonter à sa source et l'on n'aura pas souvent à discuter des cas aussi complexes que le suivant.

(1) Follin et Duplay. T. III, p. 268.

Observation XVIII (1)

Paralysie de cause cérébrale du membre supérieur droit; paralysie atrophique du même côté, des muscles animés par le nerf cubital et des muscles radiaux, datant de la naissance.

En 1855, je fus appelé en consultation par M. Hérard, pour un jeune garçon âgé de dix ans, et dont la main droite était déformée, cette main, moins développée que la gauche, avait la forme d'une griffe beaucoup plus prononcée dans les deux derniers doigts dont les dernières phalanges étaient fléchies sur la première. Les muscles des espaces interosseux et des éminences étaient atrophiés ; la main était dans une flexion continue sur l'avant-bras et un peu dans l'abduction. Quand on voulait la relever et la porter en dehors, on éprouvait un obstacle mécanique qui s'opposait à ce mouvement et cet obstacle paraissait dépendre de la contracture du muscle cubital antérieur et de la déformation de l'articulation radio-carpienne.

Les mouvements du membre supérieur droit étaient exécutés faiblement, difficilement et incomplètement. Cependant les muscles du bras et de l'épaule n'étaient pas atrophiés. Tous les mouvements volontaires du membre supérieur droit provoquaient des spasmes réflexes dans les muscles de ce membre, comme on l'observe dans la paralysie cérébrale.

A l'exploration électro-musculaire, je trouvai que la contractilité était très affaiblie dans les muscles animés par le nerf cubital, dans les muscles des éminences et dans les muscles radiaux, tandis qu'elle était normale dans les autres muscles.

Ainsi voilà une paralysie du membre supérieur qui présente des caractères propres à la paralysie de cause cérébrale et ceux qui distinguent la paralysie atrophique par lésion des nerfs, dans les muscles de la main et dans quelques muscles de l'avant-bras ; c'est-à-dire que cette paralysie offre la réunion

(1) Duchenne. *Loc. cit.* Obs. XLIII.

dans un même membre des troubles fonctionnels occasionnés par deux maladies différentes.

L'histoire des antécédents démontre, en effet, que ces deux maladies ont existé.

Cet enfant est né dans des circonstances fâcheuses. Il s'était présenté par l'épaule, le cordon ombilical était entouré autour de son cou. L'accouchement de sa mère a été long et laborieux. Il est né menacé d'asphyxie et il a été rappelé difficilement à la vie; puis il avait eu le cubitus fracturé près de l'articulation du coude. Après sa naissance, il n'a pas remué le membre supérieur droit. On ne voyait pas de différence quant à la forme entre les deux côtés, mais, en quelques mois, la main est arrivée progressivement à sa déformation actuelle. Le membre de ce côté s'est moins développé. Puis sous l'influence du temps et de soins très variés, le bras droit a retrouvé quelques mouvements compliqués, comme je l'ai dit, de contractions réflexes.

Paralysie d'origine cérébrale. — Ce cas nous sert de transition pour passer à ceux où la paralysie obstétricale peut être confondue avec des inerties musculaires d'origine cérébrale, ou paralysie congénitale. Telle est l'observation suivante qui, bien que considérée par son auteur comme un fait de paralysie due au forceps, a été remise par Duchenne sous sa véritable étiquette.

Observation XIX (1)

En mars 1865, on amena chez moi une petite fille de trois ans, d'ailleurs parfaitement développée et bien portante, qui présentait une paralysie incomplète du bras, de l'avant-bras et de la main gauche. Cette paralysie portait surtout sur les muscles extenseurs. Le deltoïde écarte incomplètement le bras du tronc;

(1) Blot. Rapport sur le travail de Guéniot. *Bull. de la Soc. de hir.*, 1867.

l'avant-bras est dans un état presque permanent de demi flexion sur le bras ; les doigts sont assez fortement fléchis dans la paume de la main et il faut faire un assez grand effort pour les étendre ; la sensibilité est parfaitement conservée.

Cette enfant avait été extraite par le forceps ; elle présente sur la tête et sur le cou les traces de cet instrument.

Malgré les frictions, les bains et plusieurs autres moyens, la paralysie persistait depuis la naissance. Quelques séances d'électricité semblèrent d'abord apporter une légère amélioration. Mais, malgré cela, l'enfant qui a aujourd'hui trois ans et demi, conserve un degré notable de paralysie. Elle ne peut saisir les petits objets et donner à son membre toutes les directions qu'elle veut. Quand on lui commande certains mouvements du membre infirme, elle fait d'abord effort pour les exécuter ; puis, instinctivement, elle prend ce membre avec le membre sain pour le porter vers les objets qu'on veut lui faire saisir. Si elle parvient à s'en emparer, elle les prend comme convulsivement; quand il s'agit de les abandonner, une nouvelle lutte mal ordonnée se livre entre les muscles extenseurs et les muscles fléchisseurs.

On a dit qu'en général les paralysies congénitales de cause cérébrale ne sont pas localisées dans un seul membre, qu'elles affectent plutôt la forme hémiplégique, ou bien les paralysies sont multiples, assertion qu'il ne faut pas prendre à la lettre, car elle reçoit de trop nombreux démentis.

Il faut surtout ne pas négliger l'exploration électrique. Marshal Hall avait posé comme principe que dans les paralysies cérébrales l'irritabilité augmente dans les muscles paralysés. Duchenne, de Boulogne, plus rigoureux dans ses recherches, a montré, au contraire, que dans les paralysies de cause cérébrale la contractilité électro-musculaire est normale, ce qui les distingue des paralysies par lésions traumatiques des nerfs mixtes où l'on observe la réaction de dégénérescence. Il y a lieu cependant de remarquer que même dans les paralysies cérébrales, alors que les dégénérescences secondaires ont commencé, il y a un peu d'augmentation d'excitabilité lorsque les contractures sont imminentes; plus tard, au contraire, diminution progressive et quelquefois disparition complète de cette excitabilité (1).

Paralysie infantile. — Les lésions de la moelle peuvent, elles aussi, déterminer des paralysies qu'il importe de distinguer de nos accidents obstétricaux.

Certaines formes de paralysie infantile s'imposent tout d'abord à notre étude.

« Il n'est pas douteux que certaines paralysies périphériques des membres isolés, d'un bras ou d'un membre inférieur, peuvent se comporter cliniquement absolument comme l'affection centrale qui nous occupe (paralysie infantile) ; une influence traumatique telle que la torsion ou la compression du tronc nerveux, de même que des causes rhumatismales peuvent donner lieu à une paralysie bientôt suivie d'atrophie musculaire et de l'abolition de la réaction faradique, tout à fait comme certaines paralysies périphériques du facial. Un seul symptôme manque à toutes ces paralysies, c'est le début fébrile, accompagné souvent de symptômes cérébraux » (2).

Il y aurait encore la marche de l'affection dès l'abord limitée dans la paralysie obstétricale, plus ou moins étendue au début pour se localiser secondairement dans la paralysie infantile.

Mais ces deux signes : fièvre et localisation secondaire, peuvent faire défaut. Il semble résulter en effet d'observations recueillies par des auteurs compétents tels que

(1) Estorc. *Thèse Montpellier*, 1883, p. 77.

(2) Hénoch. *Leçons clin. sur les mal. des enfants*. Trad. Hendrix p. 192.

Duchenne (de Boulogne), Volkmann, Heine que la fièvre peut ne pas exister un seul instant, et c'est précisément avec ces débuts apyrétiques que la paralysie peut s'établir d'emblée (1).

Que le cas se présente pour un membre supérieur (et la localisation dans un seul bras ne serait pas rare d'après Volkmann), on voit combien ce fait serait embarrassant. Il est vrai de dire que la paralysie infantile est rare dans les premières semaines de la vie et là seulement gît l'intérêt de notre diagnostic. Mais nous voyons dans la thèse de Duchenne fils un cas qui s'est présenté douze jours après la naissance et d'autre part la paralysie obstétricale peut passer inaperçue pendant quelques jours après sa production. C'est encore l'examen des muscles, joint aux circonstances spéciales de l'accouchement, qui pourra mettre sur la voie. Si l'on constate le type Duchenne-Erb on pourra conclure à la paralysie obstétricale, bien que, hâtons-nous de le dire, il ne soit pas impossible que les origines médullaires des cinquième et sixième nerfs cervicaux soient frappées isolement, ce qui donnerait une paralysie infantile du type Duchenne-Erb. L'autonomie de ce groupe réside en effet jusque dans la moelle. Or dans ce cas on aurait également des réactions de paralysie périphérique et non de paralysie centrale.

Quoi qu'il en soit, dans la majorité des cas, on sera appelé à poser le diagnostic entre une paralysie infantile et une paralysie obstétricale méconnue. C'est ce qui nous est arrivé dans le fait suivant.

(1) Barthez et Sanné. *Maladies des enfants*, 1884, t. I, p. 330.

Observation XX (personnelle)

Paralysie obstétricale du membre supérieur datant de trois mois, prise pour une paralysie infantile. — Amélioration.

Le petit C..., Henri, âgé de trois mois, est amené à la consultation des Enfants-Assistés le 21 septembre 1886.

Un médecin qui l'a vu, dit sa mère, a reconnu une paralysie infantile et l'envoie pour le faire électriser.

L'enfant est fort, bien constitué ; il est venu à terme et est nourri par la mère qui jouit d'une excellente santé.

Quelques jours après sa naissance, environ trois ou quatre, la mère remarqua qu'il ne remuait pas le bras droit alors que tous les autres membres s'agitaient au gré de l'enfant. Comme il ne paraissait pas en souffrir, on n'y fit que peu d'attention, pensant que cela passerait peu à peu. Mais la chose persistait et il semblait même que les doigts qui pouvaient serrer au début, en étaient incapables après un mois.

La mère assure que le bébé n'a jamais eu de convulsions, ni de fièvre, que toujours il a bien remué les jambes et le bras gauche.

Elle affirme qu'il n'y a pas eu de chute ni de compression du bras par un maillot trop serré.

L'examen de l'enfant donne les résultats suivants :

Le bras droit est absolument pendant le long du corps et retombe flasque chaque fois qu'on le soulève. Il est dans la rotation en dedans et l'avant-bras est en pronation ; les doigts sont un feu fléchis dans la main. Il ne semble pas y avoir d'atrophie, sauf au moignon de l'épaule qui est un peu aplati ; tout le membre est un peu plus froid que celui du côté opposé.

La sensibilité paraît intacte partout ; l'enfant crie quand on le pince, mais ne retire nullement son bras. A aucun moment l'avant-bras ne se fléchit sur le bras ; quand on a produit cette flexion, le triceps peut reproduire l'extension, mais très lentement.

L'exploration électrique dénote une diminution très considérable de contraction sous le courant faradique dans les muscles deltoïde, sous-épineux, biceps et brachial antérieur ; les extenseurs de l'avant-bras et de la main ont aussi une réaction assez faible. Les courants galvaniques provoquent des contractions normales partout, sauf dans le biceps et le deltoïde où elles sont un peu affaiblies.

L'attitude du membre, les réactions électriques dénotant une paralysie radiculaire, nous insistons sur le mode de l'accouchement. La mère nous apprend que l'enfant est venu par le siège, que la tête avait été assez difficile à extraire et que la sage-femme avait dû faire des tractions pour la dégager.

Un traitement fut institué avec des courants continus, et après un mois il y avait déjà une notable amélioration.

La mère s'est lassée de revenir et n'a pas continué à nous amener son enfant.

Ainsi donc, en général, il sera assez facile de reconnaître une paralysie obstétricale présentant le type Duchenne-Erb. Mais, comme nous l'avons déjà dit, l'autonomie de ce groupe se poursuit jusque dans la moelle. Il suffira de rappeler pour certains diagnostics rétrospectifs, que dans les atrophies musculaires myopathiques ou myélopathiques (type scapulo-huméral de Vulpian, type facio-scapulo-huméral de Landouzy et Déjerine) il y a lésion bilatérale et qu'il ya plus d'atrophie que de paralysie.

Quand on sera en présence d'une paralysie radiculaire totale, la localisation de la paralysie, la systématisation de l'anesthésie, les troubles trophiques, ne s'accompagnant d'aucune contracture, sans exagération de réflexes, voilà ce qui permettra d'écarter l'origine cérébrale de ces accidents. Les premiers ont tous les caractères d'une lésion nerveuse périphérique, les seconds présentent ceux d'une lésion nerveuse centrale.

Enfin rappelons, pour être complet, que la compression un peu brusque des muscles par un maillot trop serré, par un mouvement forcé d'une nourrice brutale, peut déterminer des paralysies légères dont le caractère sera d'abord l'étiologie, si on peut la découvrir et ensuite la rapidité de leur disparition; d'où le nom de *paralysies éphémères* que leur a donné M. J. Simon (1).

III. — TRAITEMENT

Ce paragraphe sera court, car il comporte peu de dis cussion. En analysant le fait qu'il publiait (Obs. II), M. Polaillon écrivait les lignes suivantes :

« On peut diviser la paralysie chez le nouveau-né en deux classes : la première comprend les paralysies qui durent longtemps et sont dues à une lésion du système nerveux; la seconde classe comprend les paralysies qui disparaissent rapidement et sont dues à des causes traumatiques.

Parmi les causes traumatiques il faut citer les distensions exercées sur les bras, les compressions du cou ayant eu lieu au passage soit par la fourchette, soit par le pubis ; dans ces cas le volume de l'enfant est généralement considérable. L'application du forceps est souvent aussi une cause de traumatisme amenant des paralysies passagères, paralysie du facial, paralysie de la paupière supérieure. Il n'y a qu'un moyen de diagnostiquer les paralysies traumatiques des paralysies dues à une lésion du systèmes nerveux ; ce moyen c'est la durée de la maladie, courte chez les premiers, beaucoup plus longue chez les autres. »

A ce compte les paralysies obstétricales n'auraient pas besoin d'être traitées.

(1) J. SIMON. *Gazette des hôpitaux*, 1874.

Nous aurions pu produire ce passage en parlant du pronostic et discuter sa valeur. En fait, notre étude tout entière démontre la fausseté d'une semblable opinion, contre laquelle on ne saurait trop s'élever. Et si nous rapportons ces lignes, en ce moment, c'est pour mieux faire ressortir la ligne de conduite que nous préconisons.

En principe, et nos observations nous en donnent le droit, il faut considérer toute paralysie obstétricale, bien qu'étant d'origine traumatique, comme grave et comme ne devant pas guérir spontanément. De la sorte, on pourra hâter la restauration d'une fonction qui aurait pu se rétablir seule ; mais, du moins, dans les cas sérieux, on préviendra toute complication et l'on guérira des impotences que, par une intervention tardive, on aurait eu de la peine à améliorer.

Duchenne employait surtout les courants faradiques. De nos jours, beaucoup d'auteurs préconisent au contraire les courants galvaniques ; ils paraissent donner une amélioration plus rapide que les premiers. Onimus a insisté sur ce point et, dans le cas qu'il a traité, il attribue la notable amélioration obtenue à deux causes : la première est l'emploi des courants continus, et la seconde, d'ailleurs aussi importante, est l'emploi de ce traitement dès les premiers jours de l'affection.

L'électrothérapie redoutée un peu autrefois chez les tout jeunes enfants est maintenant d'un usage plus fréquent, plus assuré. On sait qu'ils supportent à merveille l'application des courants ; on a même avancé qu'ils étaient plus accessibles à l'électricité que les adultes.

Des courants continus de 50 milliampères n'ont pas produit d'accidents, et l'intensité pourrait même en être d'autant plus grande que l'enfant est plus jeune.

Des courants continus seront donc appliqués dès les premiers jours ; le pôle positif placé un peu au-dessus du point d'Erb, de façon à agir le plus immédiatement possible sur les origines supérieures du plexus brachial ; le pôle négatif répond à la périphérie.

Puis au bout de quelque temps, on peut faire tous les trois jours des séances de faradisation, à interruptions d'abord assez espacées, plus nombreuses par la suite.

Si, au début de la paralysie, on constatait la perte complète de contractilité farado-musculaire, il serait utile d'employer dès le premier jour et dans chaque séance d'électrisation continue (c'est-à-dire deux ou trois fois par semaine) des courants induits qu'on ne prolongerait que deux minutes.

Il faut, pour chaque enfant, tâter la susceptibilité individuelle, commencer par 10 milliampères, par exemple, et aller jusqu'à 20 ou 30 au maximum. Dans les cas anciens, il peut y avoir de l'hyperadipose sous-cutanée qui augmente la résistance aux courants.

TROISIÈME PARTIE

PARALYSIE DES MEMBRES INFÉRIEURS

HÉMIPLÉGIE DU NOUVEAU-NÉ

PARALYSIE DES MEMBRES INFÉRIEURS

Elle diffère complètement de la paralysie brachiale. — Elle a pour cause une lésion de la moelle due à un traumatisme vertébral, ou à un épanchement sanguin intrarachidien, rarement spinal.

Le nouveau point qui va nous occuper est loin de présenter la même précision, la même étendue que les deux précédents. Autant les paralysies obstétricales de la face et du membre supérieur nous sont apparues avec une physionomie très particulière, une étiologie assez facile à préciser et un mécanisme à peu près certain, autant il règne, je ne dirai pas de l'indécision, mais bien plutôt un défaut de connaissance sur cet accident.

Jusqu'à présent nous avons presque uniquement vu dans la paralysie obstétricale, une véritable paralysie traumatique périphérique.

Il n'en est plus de même quand il s'agit du membre inférieur. Tout d'abord, cette aventure de naissance paraît très rare et les quelques mots que l'on trouve dans les auteurs y faisant allusion sont peu précis.

De plus, dans la plupart des observations, la paralysie a suivi de grands tiraillements, des traumatismes violents portant sur la colonne vertébrale, sur la moelle.

Tel est le cas de Parrot : des tractions très fortes avaient été faites sur les pieds ; à la naissance, les membres supérieurs et inférieurs étaient inertes ; la mort arriva au bout du 8e jour. L'on constata à l'autopsie une rupture de lamoelle cervicale. Le rachis était intact (1).

On voit combien ce fait diffère profondément des lésions que nous avons vues jusqu'à présent. Tel est encore le cas de Guéniot où il y eut arrachement de la région cervicale, celui d'Ahlfeld dans lequel la traction sur les pieds amena l'arrachement d'une vertèbre.

Il est probable que l'observation de Nadaud se rapporte à une lésion semblable, bien qu'il y manque le contrôle anatomique.

Observation I

Un enfant en OIGA, subit à quatre reprises une application de forceps. Il naquit dans un état de mort apparente après un travail de trente-six heures ; la mère était primipare.

Il fut ramené très promptement. Il présentait une paraplégie complète et une paralysie faciale du côté droit. On n'avait entendu aucun craquement pendant les applications de forceps. L'autopsie n'a pu être faite.

Faute de documents concluants, notre étude se bornerait là, ou à peu de chose près, si un mémoire assez récent de Litzman n'était venu nous apporter un fait nouveau de paraplégie chez les nouveau-nés et surtout une interprétation basée sur de nombreuses autopsies.

Observation II (2)

Une dame a neuf grossesses de plus en plus difficiles : présentation du siège, de l'épaule. A sa dernière grossesse l'ac-

(1) Parrot. *Union médicale*, 1870, n° 11.

(2) Litzmann. *Contribution à la paralysie spinale chez les nouveau-nés*. Arch. für gynæk. Band XVI, p. 8.

couchement fut difficile : présentation du siège avec procidence des membres inférieurs, enroulement du cordon autour du tronc ; tractions répétées pour faire passer le siège ; dégagement de la tête pénible.

L'enfant est ranimé par un bain chaud ; mais dès le soir son état devient inquiétant ; quelques convulsions, raideur des bras ; respiration entrecoupée ; plus de flaccidité des jambes, de la paroi thoracique ; ventre ballonné ; paresse de la vessie et du rectum. Au bout de dix jours, quelques réflexes reparaissent dans le pied droit, puis dans le gauche (au moment de l'accouchement les pieds procidents réagissaient bien au chatouillement). Puis les membres inférieurs, l'intestin et la vessie deviennent moins flasques. Un pied se place en équin. Ces progrès se font lentement et graduellement. Bon état général, pas de troubles trophiques.

Examen électrique par Eirenbahr. La contraction faradique directe et indirecte est abolie par places ; domaine du crural et à un degré moindre, péroniers latéraux et région antérieure de la jambe. Ces troubles ne sont pas absolument symétriques.

La contraction galvanique dans les territoires correspondants est nulle pour les nerfs, affaiblie pour les muscles et pervertie légèrement, les autres territoires sont à peu près normaux.

Malgré un traitement électrique institué par le spécialiste (courants faradiques), il ne se fait pas de progrès dans les muscles qui sont paralysés d'une façon absolue. Les autres au contraire recouvrent progressivement leur activité et leurs mouvements deviennent plus faciles.

Conclusion. — Il s'agit d'une paralysie d'origine spinale, lésion de la moelle lombaire pendant l'accouchement.

Or, quelle est cette lésion ? L'auteur ne l'attribue pas à une fracture vertébrale, pas plus qu'à un tiraillement de la moelle. Il assure que l'extraction a été faite sans violence et selon l'axe des corps. On ne trouvait rien d'anormal du côté du rachis. Il y avait probablement une hémorrhagie arachnoïdienne ou sous-arachnoïdienne ; ainsi s'expliquerait l'apparition graduelle de la paralysie.

La cause serait moins dans la violence exercée sur le rachis que dans les troubles circulatoires dus à l'enroulement du cordon. La résorption du caillot amène la guérison et la paralysie partielle définitive résulte dans une lésion secondaire localisée.

Or les hémorrhagies spinales ne seraient pas rares à en croire Weber qui les a rencontrées 33 fois sur 81 autopsies. Mais il est à remarquer que jamais il n'a trouvé de foyer dans la substance médullaire.

Sur les 33 cas, l'hémorrhagie siégeait vingt-trois fois en dehors de la dure-mère, quatre fois en même temps dans l'arachnoïde, une fois en même temps dans l'espace sous-arachnoïdien, quatre fois dans l'arachnoïde seule ; une fois dans l'espace sous-arachnoïdien seul. Un seul enfant vécut quinze jours, la plupart mouraient entre le deuxième et le dixième jour.

Toutefois, ce n'est pas l'hémorrhagie rachidienne qui paraît avoir entraîné la mort ; on n'avait pas même constaté de troubles moteurs. L'épanchement sanguin n'en produirait-il donc pas ? Litzmann pense qu'on les a méconnus. C'est en se basant sur cette fréquence des hémorrhagies dans le canal rachidien chez des enfants qui sont venus au monde soit spontanément soit artificiellement que Litzmann attribue à cette cause l'origine de la paraplégie qu'il a observée.

C'est d'ailleurs l'opinion de Little, l'orthopédiste anglais qui fait remonter à la naissance et résider dans la moelle le point de départ de paraplégies, hémiplégies avec rigidité rencontrées chez des enfants.

Ainsi, et pour nous résumer en quelques mots, il ne semble pas que les manœuvres obstétricales telles que traction sur un pied, accrochement de l'aine par un crochet ait jamais déterminé dans le membre inférieur une paralysie analogue à celle que nous avons vu atteindre le membre supérieur. Quand la paraplégie existe, car nous ne connaissons pas de cas de monoplégie crurale, elle est due soit à un traumatisme violent des vertèbres et de la moelle ou de cette dernière seulement.

Dans certains cas, et ils paraissent devoir être les plus nombreux suivant Litzmann, la paraplégie reconnaît pour cause une compression de la moelle par un épanchement sanguin intrarachidien, résultant de la perturbation circulatoire du fœtus au moment de l'accouchement. Les phases de résorption du caillot donnent à la paralysie une fausse allure de paralysie infantile avec lésion des cornes antérieures. Mais l'affection s'en distingue très nettement par son origine obstétricale, par sa bilatéralité, par des troubles de réservoirs.

Quelle que soit l'origine du trouble moteur, le traitement est toujours le même. L'électrisation s'impose dès le début de l'accident et de la même façon que nous l'avons indiquée pour le membre supérieur.

HÉMIPLÉGIE CHEZ LE NOUVEAU-NÉ

Elle est très rare. — Toujours due à une hémorrhagie cérébrale dont les symptômes sont d'ailleurs très variés et rarement en rapport direct avec la lésion.

Jusqu'à présent, nous n'avons étudié que des paralysies limitées et atteignant le plus ordinairement d'une façon isolée soit la face, soit le membre supérieur, soit les membres inférieurs. Dans la majorité des cas, nous avons vu qu'il s'agissait essentiellement d'une lésion périphérique.

Ici il ne saurait en être de même. Déjà nous avons vu que la paraplégie du nouveau-né reconnaissait une lésion de la moelle (tiraillement, déchirure, compression par fracture vertébrale ou épanchement sanguin dans le canal rachidien).

Les quelques faits qui vont nous occuper ont une origine bien nettement centrale et reconnaissent pour cause une hémorrhagie cérébrale.

Pour rester fidèle à notre plan, nous ne voulons pas traiter en ce moment d'une manière complète cette question de l'hémorrhagie cérébrale. Elle est complexe et dans son mécanisme et dans ses phénomènes extérieurs.

L'on peut dire cependant que de toutes les manifestations, la paralysie est la plus rare. Tous les auteurs qui se sont occupés de ce sujet l'ont remarqué.

Parrot qui a vu trente-quatre cas d'hémorrhagie chez le nouveau-né écrit : « Les manifestations nerveuses sont tout à fait exceptionnelles chez les nouveau-nés à l'autopsie desquels on constate une hémorrhagie encéphalique, puisque sur trente-quatre cas, nous avons noté trois fois seulement des convulsions et chez deux autres malades du coma et de la contracture. Il n'est donc permis d'établir aucune relation de cause à effet entre les épanchements de sang qui se font dans l'encéphale des nouveau-nés et les troubles nerveux dont ils pourront être atteints » (1).

N'est-ce pas ce qui ressort du récent mémoire de Mac Nutt qui, de ses recherches sur l'apoplexie des nouveau-nés, conclut que : parmi les cas d'apoplexie des nouveau-nés ceux qui avaient des hémorrhagies limitées à la convexité ont présenté tantôt pas de convulsions, tantôt des convulsions limitées à un côté ou bien des paralysies avec durée notable de la vie.

Or, l'auteur admet que les paralysies ne sont guère limitées que quand il y a des hémorrhagies de la convexité. Encore est-il bien difficile de faire un diagnostic topographique de la lésion par l'ensemble des symptômes.

Telle est son observation III où, après un travail de quinze heures, on constate « des convulsions bilatérales dans la face et les extrémités ; mouvement diminué dans le côté gauche. Le cinquième jour, paralysie apparente dans le côté gauche, l'œil gauche était tout grand ouvert. Les membres du côté droit étaient contracturés pendant cette période, diarrhée, émaciation, cheyne-stokes. Mort. A l'autopsie, entre autres lésions, on trouve des ven-

(1) PARROT. *Hémorrhagie encéphalique chez les nouveau-nés.* Archives de tocologie, 1875.

tricules pleins de liquide, une diminution de consistance de l'hémisphère gauche. La surface de l'hémisphère était déprimée et flasque et, par places, les circonvolutions étaient détruites par le caillot. Ceci était particulièrement remarquable sur la frontale ascendante et les circonvolutions pariétales ; la substance cérébrale de ces régions était détruite. Le corps strié contenait une masse rouge de consistance ferme » (1).

C'est la même opinion que nous ont donnée nos autopsies faites à la Maternité de Cochin et à l'hospice des Enfants-Assistés. Mais nous ne croyons pas qu'on puisse invoquer pour tous ces cas, l'athrepsie, comme le disait le savant professeur Parrot. C'est bien plus au moment même de la parturition que se produit la lésion, et dans les instants qui suivent la naissance. Les troubles circulatoires parfois assez considérables pour être nettement perçus par l'accoucheur, passent inaperçus dans d'autres circonstances, mais n'en existent pas moins. Que la débilité du fœtus le mette dans des conditions défavorables, c'est probable, mais est-ce bien là de l'athrepsie.

Ne sait-on pas d'ailleurs que l'on a trouvé chez des fœtus, non à terme, des hémorrhagies cérébrales dont on n'a pu établir la cause et qui auraient donné lieu, si le produit de la conception eut vécu, à des lésions réellement congénitales.

M. Quinquaud, en 1869, a montré à la Société de biologie, le cerveau d'un fœtus mort-né de 6 mois environ. Il portait deux foyers d'hémorrhagie intracérébrale. Tous les muscles des membres étaient rétractés et il y avait courbure latérale droite de la colonne vertébrale.

De même, M. Troisier a montré à cette Société, en 1871

(1) Mac Nutt. *American journal of obstetric*, 1885, p. 73 et suiv.

et en 1873, deux cas d'hémorrhagie ventriculaire chez des fœtus de 5 mois et demi ; et il y avait de petits foyers dans les hémisphères.

Il est vraisemblable que des épanchements modérés peuvent guérir sans amener de lésions consécutives. Mais dans les cas les plus nombreux l'enfant meurt rapidement.

Aussi l'hémiplégie est-elle rarement observée sans autres phénomènes et nous tenons à rappeler les exemples suivants pour montrer cependant que l'hémiplégie du nouveau-né peut avoir une cause obstétricale et guérir.

Observation I (1)

Paralysie de la portion dure et des nerfs spinaux du côté droit.

La tête était comprimée faiblement en naissant.

De 2e jour, paralysie du côté droit de la face ainsi que du côté droit.

Le 3e jour, convulsions dans les parties paralysées, mais pas très fréquentes.

Le 5e jour, amélioration.

Le 7e jour, mouvement revient graduellement; paralysie de la face moins apparente. Guérison.

Observation II

Hémiplégie du côté gauche. — Ptose et paralysie de la portion dure à droite.

Grosse tumeur sur la tête à droite, surtout sur le vertex avec excoriation du côté gauche.

L'œil gauche est clos, l'œil droit est ouvert.

(1) Kennedy. *Loc. cit.*

Le côté gauche du corps est complètement paralysé, pupille immobile à la lumière.

Il s'agit dans ce dernier cas d'hémiplégie alterne.

Le fait suivant possède un intérêt majeur, puisque après guérison, une mort ultérieure a permis l'autopsie et la vérification de la première affection.

Nous résumons, autant que nous pouvons, ce cas très riche en détails.

Observation III (1)

Hémiplégie gauche. — Foyer apoplectique de la couche optique. — Céphalématome sous-aponévrotique.

Le 18 novembre 1837, rentre à l'infirmerie pour une tumeur sanguine occupant tout le sommet de la tête une petite fille déposée la veille à l'hospice des Enfants-Trouvés et née à l'hôpital Saint-Louis dans la nuit du 16 au 17. L'accouchement se fit sans forceps ; seulement l'enfant resta longtemps au passage ; il ne naquit point asphyxié, car la mère l'entendit crier quelques instants après sa sortie. Céphalématome assez considérable. Enfant bien développé, chairs fermes, résistantes. La moitié gauche de la face et du reste du corps est paralysée ; commissure droite des lèvres fortement tirée pendant les cris ; pendant les mouvements respiratoires l'aile du nez droite est la seule qui se dilate et se resserre. Si l'on approche l'enfant d'une lumière vive, il n'apparaît de rides au front que du côté droit. La paupière supérieure gauche ne peut se fermer complètement. La joue est flasque, sans mouvement et un peu œdématiée. La déglutition est facile. La paralysie du reste du corps est moins complète et d'autant moins marquée que l'on s'éloigne des parties supérieures. Aussi, l'enfant étant dépouillée, tandis que tout le côté droit se contracte avec

(1) Vallex. *Clin. des Mal. des nouveau-nés.* Paris, 1838, p. 560.

énergie, que la main de ce côté saisit avec force tout ce qu'on lui présente et qu'on a de la peine à étendre sur la jambe la cuisse fortement fléchie sur le bassin, du côté gauche le bras se meut très lentement, l'avant-bras se fléchit à peine sur le bras, les doigts se rapprochent très faiblement; la cuisse demeure presque toujours étendue et il suffit des plus légers efforts pour s'opposer aux contractions imparfaites qui ont lieu de ce côté. Il ne semblait y avoir aucun trouble des sens.

Aucun traitement ne fut dirigé contre la paralysie pendant 4 ou 5 jours. On ne s'occupa que de la tumeur sanguine qu'on traita par des applications résolutives, puis l'incision. Quand celle-ci fut en suppuration, on s'occupa, le 25 novembre, de guérir l'hémiplégie. Deux sangsues à l'apophyse mastoïde droite friction avec l'onguent mercuriel sur le côté droit du crâne, sinapismes promenés aux extrémités ; pas d'effet appréciable.

Alors le 26, vésicatoire à la nuque, puis friction à l'alcool camphré sur le côté gauche. L'état général reste bon.

Le 2 décembre l'enfant se remuait comme tous les autres ; il n'y avait pas de différence entre le jeu des membres, peut-être un peu moins de force à gauche. Enfin 40 jours après sa naissance, il n'y avait qu'un petit tiraillement de la commissure des lèvres.

Au mois de janvier suivant, l'enfant est pris de pneumonie et meurt le 4 février.

A l'autopsie on trouve comme lésion dans la couche optique droite, à sa base et au point d'union avec le corps strié, une déchirure de la substance cérébrale imitant quant à sa forme une espèce de sillon un peu courbe et placé horizontalement ; ce sillon est large d'une ligne et demie à son centre, un peu moins à ses extrémités, il est long de 4 lignes. Son milieu est parcouru par quelques vaisseaux sanguins ou débris très fins et linéaires de caillots sanguins ; en le fendant dans le sens de sa longueur, il est facile de voir les restes d'une cavité revenue sur elle-même ; il y a en dedans un très petit caillot libre d'adhérences ; au pourtour de ce sillon et dans l'étendue de quelques lignes seulement la substance cérébrale est molle et de couleur jaune bleuâtre ; le jaune même s'irradie en décroissant successivement d'intensité dans tout le corps strié et va gagner la couche optique. Un piqueté de la substance cérébrale existe dans quelques lignes au pourtour de cette altération ; partout ailleurs état sain.

Les faits analogues à celui-là, où il existe un foyer aussi nettement limité, sont loin d'être fréquents. Valleix en cite encore un autre où l'on trouva également une petite masse ovalaire de trois lignes un peu en dedans et auprès de la bandelette semi-circulaire. La substance cérébrale voisine n'était nullement altérée. Mais l'enfant n'avait pas vécu et il ne présentait pas de signes d'hémiplégie.

L'observation III est donc une des plus intéressantes qui existent parce qu'elle nous montre qu'une hémorrhagie cérébrale peut se produire au moment de l'accouchement et l'enfant vivre et guérir de sa lésion. Les cas d'hémorrhagies de la pulpe cérébrale ne sont pas rares ; mais la plupart du temps les enfants ne vivent pas ou si peu qu'on ne peut étudier les symptômes qu'ils présentent. Tous ces faits ne sont nullement intéressants pour nous.

Nous ne voulions, en effet, sans approfondir le sujet, et nous avons dit pourquoi, nous ne voulions que prouver une chose. C'est que, à côté des paralysies obstétricales périphériques qui ne nuisent en rien à l'existence et sont guérissables soit spontanément soit par le traitement, il en est d'autres dépendant de lésions des centres nerveux, obstétricales, elles aussi, puisqu'elles se produisent pendant le travail de l'accouchement, dépendant essentiellement d'hémorrhagies des centres nerveux et pouvant guérir, elles aussi.

Ces paralysies, jusqu'à présent, n'ont pas été étudiées sous cette étiquette de paralysies obstétricales ; il nous semble cependant qu'elles méritent cette dénomination.

Il serait heureux qu'on pût les distinguer des paralysies congénitales ; rien, dans les lectures que nous avons faites, dans les recherches que nous avons opérées, ne nous permet de pouvoir établir ce diagnostic.

Nous arrêterons là ce chapitre des plus incomplets, le considérant comme une simple marque de notre désir d'indiquer tous les points de notre sujet et comme un jalon destiné à rappeler l'attention vers une partie assez étudiée, mais peu élucidée de la pathologie obstétricale.

CONCLUSION

Nous pouvons en quelques lignes résumer ce travail et faire ressortir les points principaux qu'il contient.

Tout nouveau-né, en arrivant au monde, est susceptible d'être atteint d'une paralysie qui reconnaît pour cause les phénomènes mécaniques de l'accouchement, d'où le nom d'*obstétricale* imposé à cette paralysie. Celle-ci est spontanée ou provoquée. Ces deux mots se comprennent d'eux-mêmes; dans le premier cas l'accouchement s'est fait sans le secours de l'art; dans le second l'accoucheur a dû intervenir soit pour appliquer le forceps, soit pour hâter la venue du fœtus par des tractions, soit pour parer à des complications telles que le redressement des bras au-dessus de la tête.

Quoi qu'il en soit, après intervention ou sans intervention (et hâtons-nous de dire que l'accoucheur le plus expérimenté peut, malgré toute sa prudence et ses précautions produire cet accident, possible à plus forte raison quand il y a eu action aveugle et intempestive), quoi qu'il en soit, la paralysie obstétricale est due ou à une lésion de nerfs périphériques ou à une lésion des centres nerveux.

La *paralysie périphérique* est de beaucoup la plus fréquente. Elle atteint essentiellement la face et les membres supérieurs.

Au *visage*, la paralysie du nerf facial est ordinairement produite par l'application du forceps; c'est l'accident obstétrical le plus commun. Mais la paralysie dite spontanée existe aussi, tout en étant assez rare. Elle est amenée par la compression du nerf sur l'angle sacro-vertébral (compression favorisée par le retrécissement du bassin ou par l'inclinaison de la position), sur les ischions, sur le pubis; on a aussi incriminé les tumeurs du bassin.

Dans certains cas la paralysie est *partielle* et porte isolément sur la branche temporale ou cervicale du facial.

Ces accidents arrivent que le fœtus se présente par le sommet, par la face ou par le siège.

La paralysie de la troisième paire, amenant le ptosis est possible dans les mêmes conditions.

Au membre supérieur, l'inertie musculaire se présente dans des conditions très variables.

Elle est spontanée, quand il y a un diamètre bisacromial exagéré, sans que toutefois il soit utile d'aider à l'accouchement.

Elle est provoquée :

1° Dans la présentation céphalique.

a) Lorsque, en appliquant le forceps, une des cuillers, poussée trop loin, vient comprimer la partie latérale de la base du cou;

b) Lorsque, les épaules tardant à s'engager, on tire sur l'aisselle postérieure avec un crochet ou le doigt recourbé en crochet;

c) Nous y avons joint un cas exceptionnel de paralysie produite par la compression de circulaires du cordon ombilical autour du cou.

2° Dans la présentation pelvienne.

a) Lorsque, pour extraire la tête dernière, on pèse sur

les épaules, ou qu'on prend un point d'appui sur elles en mettant les doigts en fourche sur la nuque ;

b) Lorsque, les bras étant relevés au-dessus de la tête, on cherche à les rabaisser.

3° Dans la présentation de l'épaule, lorsqu'on fait des tractions sur un bras procident.

En tous cas, la paralysie du bras est une *paralysie radiculaire* du plexus brachial, affectant presque toujours le type Duchenne-Erb ; elle est plus rarement radiculaire totale.

La paralysie provoquée n'est jamais fasciculaire ; la paralysie spontanée l'est très rarement.

La paralysie d'origine centrale peut donner lieu à l'hémiplégie faciale avec intégrité de l'orbiculaire palpébral. Le fait d'une paralysie semblable, due à une compression cérébrale, jette un certain jour sur le développement cortical du nouveau-né.

Il n'est pas impossible que le même phénomène se passe pour le membre supérieur ; mais nous ne connaissons pas d'observation bien nette de paralysie cérébrale du bras méritant d'une façon certaine le nom d'obstétricale.

Il n'en est plus de même pour les membres inférieurs et l'on peut avancer que toute paraplégie obstétricale est d'origine centrale. Une lésion de la moelle en est le point de départ ; celle-ci peut être produite soit par un arrachement, une rupture, une compression par des vertèbres brisées ou des épanchements de sang intrarachidiens ; ou bien enfin il s'agit d'hémorrhagies spinales.

Quant aux formes beaucoup plus rares d'hémiplégie vulgaire, d'hémiplégie alterne, elles sont dues certainement à des hémorrhagies cérébrales s'effectuant au moment de l'accouchement et paraissant dépendre le plus souvent de la compression du cordon.

Lorsqu'on est en présence d'une paralysie obstétricale, il faut autant que possible en faire l'inventaire électrique. On peut porter un pronostic plus assuré d'après la façon dont réagissent les muscles. En cela nous ne faisons allusion qu'à la paralysie périphérique, la plus fréquente, la plus clinique.

Dans tous les cas, il est prudent d'instituer dès le début un traitement par l'électrisation.

TABLE DES MATIÈRES

Pages

PRÉFACE.. VII

INTRODUCTION.. IX

PREMIÈRE PARTIE

Paralysies faciales

CHAPITRE PREMIER

HISTORIQUE. — FRÉQUENCE DE L'HÉMIPLÉGIE FACIALE DUE A UNE APPLICATION DE FORCEPS. — RARETÉ DE L'HÉMIPLÈGIE SPONTANÉE.. 15

CHAPITRE DEUXIÈME

SIGNES DE LA PARALYSIE FACIALE. — LA PARALYSIE PEUT ÊTRE PÉRIPHÉRIQUE OU CENTRALE.. 18

Paralysie périphérique.. 19
Parties du fœtus comprimées.. 20
Points compresseurs du bassin.. 21
Paralysie par compression du promontoire.. 21
Paralysie par compression de l'ischion.. 29
Paralysie par compression du pubis.. 30
Paralysie dans les présentations de la face et du siège...... 33
Paralysie par compressions d'une tumeur.. 34
La paralysie peut être partielle.. 34

CHAPITRE TROISIÈME

PARALYSIE FACIALE D'ORIGINE CORTICALE.. 37

Paralysie spontanée du facial inférieur.. 37
Topographie du noyau du facial inférieur.. 41
Développement des zones corticales chez le fœtus.. 43

Pages.
Compression cérébrale chez les fœtus........................ 47
La compression du cerveau n'est pas en rapport avec la compression du crâne.. 49

CHAPITRE QUATRIÈME

I. — DIAGNOSTIC.. 51
Paralysie périphérique extra et intracrânienne.................. 51
Paralysie faciale congénitale.................................. 54
Paralysie d'origine cérébrale par compression, par hémorrhagie.. 55
II. — PRONOSTIC.. 56
Marche de la paralysie... 56
Sa durée.. 57
Le Pronostic dépend de l'état histologique du nerf............ 57
III. — TRAITEMENT.. 58

Paralysie de la troisième paire.

Paralysie par compression du forceps.......................... 59
Blépharoptose cérébrale....................................... 60
Ptosis congénital... 60

DEUXIÈME PARTIE

Paralysie du membre supérieur.

CHAPITRE PREMIER

Duchenne de Boulogne, a créé la paralysie obstétricale......... 65
Celle-ci est spontanée ou provoquée........................... 65
Paralysie spontanée... 66

CHAPITRE DEUXIÈME

I. — PRÉSENTATION DU SOMMET.................................... 71
Paralysie due au forceps...................................... 71
Paralysie due à l'application d'un crochet dans l'aisselle... 72
Paralysie par circulaires du cou............................. 76
II. — PRÉSENTATION DU SIÈGE.................................... 80
Paralysie dans l'extraction de la tête dernière............... 80
Paralysie après abaissement des bras relevés.................. 86
Paralysie après traction sur le bras.......................... 93

CHAPITRE TROISIÈME

I. — SYMPTOMES... 99
Paralysie radiculaire supérieure.............................. 99

Pages.

Paralysie radiculaire totale............................... 101
La paralysie fasciculaire est l'exception 101

II. — PATHOGÉNIE 102

CHAPITRE QUATRIÈME

I. — PRONOSTIC. — MARCHE................................. 108
Complications : atrophie musculaire....................... 110
Contracture du sous-scapulaire............................ 110
Subluxation sous-acromiale 111
Troubles trophiques....................................... 113

II. — DIAGNOSTIC.. 114
Paralysie compliquant une luxation........................ 114
Paralysie compliquant une fracture 117
Paralysie d'origine cérébrale............................. 117
Paralysie infantile....................................... 121

III. — TRAITEMENT... 125

TROISIÈME PARTIE

I. — Paralysie des membres inférieurs.

CETTE PARALYSIE EST D'ORIGINE MÉDULLAIRE.................. 131
Ruptures de la moelle cervicale........................... 132
Lésion médullaire après traumatisme vertébral............. 133
Paraplégie par hémorrhagie intrarachidienne............... 134
Fréquence de l'hémorrhagie intrarachidienne chez les nouveau-nés. 134

II. — Hémiplégie du nouveau-né.

Quelques mots sur l'hémorrhagie cérébrale................. 137
CONCLUSION.. 145

IMPRIMERIE LEMALE ET Cie, HAVRE

A LA MÊME LIBRAIRIE

HAHN, bibliothécaire en chef de la Faculté de médecine de Paris. — **Vocabulaire médical Allemand-Français**, contenant tous les mots techniques omis dans les dictionnaires allemands-français. Prix cartonné. . . . . **6** francs

BONNET (Stéphane), ancien interne des hôpitaux. — **De la cure radicale des hernies épigastriques.** Prix . . . . 3 fr.

BOUTTIER (Eugène), ancien interne des hôpitaux. — **De la sclérodermie.** Prix . . . . 5 fr.

BRAINE (P.-L.), ancien interne des hôpitaux. — **Traitement chirurgical du kyste hydatique du foie (laparotomie, hépatotomie).** Prix . . . . 4 fr.

FLORAND (A.), ancien interne des hôpitaux. — **Contribution à l'étude de la sclérose latérale amyotrophique. (Maladie de Charcot.)** Prix . . . . 4 fr.

GILLY (V.), ancien interne des hôpitaux. — **Etude sur la Lymphadénie intestinale.** Prix . . . . 5 fr.

GODET (C.-E.), ancien interne des hôpitaux. — **Résultats de l'intervention chirurgicale dans quelques carcinomes (larynx, tube digestion, utérus).** Prix. . . . . 4 fr.

LANCRY (G.), ancien interne des hôpitaux. — **De la contagion de la diphthérie et de la prophylaxie des maladies contagieuses dans les hôpitaux d'enfants de Paris.** Prix. . . . . 5 fr.

LIEBERMEISTER. — **Leçons de pathologie interne et de thérapeutique** (Maladies infectieuses), traduction par le docteur GUIRAUD, ancien interne des hôpitaux. Prix. 10 fr.

MARFAN, ancien interne des hôpitaux. — **Troubles et lésions gastriques dans la phthisie pulmonaire.** 8 chromolithographies. Prix. . . . 7 fr.

MENETRIER, ancien interne des hôpitaux. — **Grippe et pneumonie en 1886.** — Nombreux tracés de température. Prix. . . . . 5 fr.

SAINT-GERMAIN (de), chirurgien de l'Hôpital des Enfants-Malades, et VALUDE, chef de la clinique ophthalmologique de la Faculté. — **Traité pratique des maladies des yeux chez les enfants.** Préface par le professeur PANAS. — 615 pages et 116 figures, avec un formulaire thérapeutique. Prix, cartonné . . . . 8 fr. 50

SAINT-GERMAIN (de) et VALUDE. — **Vade-mecum de l'ophthalmologiste,** in-8 de 80 pages. Prix. 1 fr. 50

IMPRIMERIE LEMALE ET Cie, HAVRE

www.ingramcontent.com/pod-product-compliance
Ingram Content Group UK Ltd.
Pitfield, Milton Keynes, MK11 3LW, UK
UKHW022112260726
13993UKWH00001B/474

9 782329 140865